Sigmund Feuerabendt

Heilen mit Yoga

Sigmund Feuerabendt

Heilen mit Yoga

**100 Übungen aus der Yogatherapie
für ein gesundes Leben**

Empfohlen von der Deutschen Yoga-Gesellschaft e.V.

www.knaur-ratgeber.de

Inhalt

Einleitung ... 6

Yogatherapie ... 8
Yogatherapie – was ist das? ... 9
Der 8-stufige Pfad ist die Basis ... 11
Voraussetzungen für die Heilung durch Yoga ... 11
S.A.T. – der Weg zu natürlicher Entspannung ... 12
Gute Ernährung – eine Säule der Gesundheit ... 13
Heilige Kräuter aus der Natur ... 14
Die fünf Heilebenen ... 16
Fördernde Gedanken ... 16
Das richtige Atmen ... 17
Blockaden lösen und »durchlässig« werden ... 18
Meditation führt zur inneren Mitte ... 21

Yoga-Praxis ... 22
Tipps für die Yoga-Praxis ... 23
Die 14 Asana-Gruppen ... 23
Die Einheit von Leib, Seele und Geist ... 26
Praktische Hinweise für das Üben ... 35
Die 7 Besten und weitere Asana-Reihen ... 42
Einteilung der Asana nach ihren Heilwerten ... 44
Technik und Heilwirkungen der Asana ... 46

Die Asana ... 48
Die Asana und ihre Wirkungen ... 49
Das Sonnengebet ... 105

Heilung ... 108
Wege der Heilung ... 109
Die Chinesische Organuhr ... 109
Psychosomatik und Cakren ... 111
Der Atem bedeutet für das Leben alles ... 115

Die wichtigsten Übungen des Pranayama 120
Die Technik des Pranayama 124
Mantra-Yoga: Heilung durch den Ton 127
Die Körperreinigungen 129
Weitere Tipps für die Gesundheit 132

Schwangerschaft 134
Yogatherapie für Schwangere 135
Der Embryo spürt die Freude der Mutter 136
Leichte Asana für Schwangere 137

Krankheiten lindern 146
Yoga lindert Krankheiten 147
Yogatherapie stabilisiert den Blutdruck 148
Asana helfen Herzkranken 150
Die arterielle Verschlusskrankheit 151
Bronchitische Symptome werden besser 154
Unterstützung bei Wirbelsäulen-Problemen 155
Gute Hilfe bei Krampfadern 158
Das psychovegetative Syndrom 159

Entdeckungen 162
Entdeckungen für das Heilen mit Yoga 163
Die Wirkungsebenen 163
Akuyoga aktiviert die Lebensenergie 176
Empfehlenswert: Yoga in der Gruppe 179
Der Einfluss von Yoga auf das Nervensystem 183
Ausblick: Ein Tag mit dem Yogameister 186
Autor und Yogameister Sigmund Feuerabendt 188
Adressen 189
Neue Lebenskraft dank Yoga 190
Register 191
Impressum 192

Einleitung

Einleitung

Yoga ist eine uralte Sammlung von Erfahrungen und Erkenntnissen über unseren Körper, unsere Seele und unseren Geist (Ichfeld). Er beeinflusst unsere natürlichen Fähigkeiten und inneren Möglichkeiten, die wir für unsere Heilung nutzen können. Yogatherapie ist auch wissenschaftlich begründbar, was in diesem Buch dargestellt wird. Yogatherapie ist aber nicht nur für Kranke, sondern ebenso für Gesunde der Wegführer zu Glück und Lebensfreude.

Yoga ist Selbstkontrolle (vom Bewusstsein her) und Selbstregulation (vom Organismus her); ich nenne es selbstaktiv, autogen und aktivtherapeutisch. Der Selbstkontrolle unterliegen die Spannung der Muskulatur, die Atmung, die Körperhaltung, die Denkweise und die Diät. Die Selbstregulation ist, aus dem inneren Gesetz des Organismus heraus, über die Inhalte der Selbstkontrolle für das Wohlbefinden des Menschen verantwortlich. Yogatherapie setzt bei den Ursachen von Krankheiten an. Sie ist weniger eine Symptomtherapie. Selbstfindung, Lebenshilfe und die Kunst aus dem Yoga-Sutra (verfasst von Patanjali) sowie der Weg der Erfahrung und der Erkenntnis bilden ihre Ganzheit. Sie verlässt sich dabei auf die natürliche Fähigkeit der Anpassung des Organismus und der Heilkraft des inneren und des äußeren Rhythmus.

»Der Grund für das Glück wie für das Unglück der Welt liegt im Menschen.«

Yogatherapie arbeitet nicht mit Gewalt, sondern mit »unendlichem Nachgeben« (Boris Sacharow). Ihre Erkenntnis verschafft Einblicke in die Zusammenhänge von Leid und eigener Schuld und weiß, dass Krankheit nicht ein durch die Götter zugefallenes Los ist. Sie erfasst den Menschen ganz an Leib, Seele und Geist und lässt uns diese als heilsame Einheit erleben. Ihre Heilwirkungen sind ohne Nebenwirkungen und machen uns frei.

Yoga ist neben den verwirrenden Angeboten auf dem Heilmarkt nicht irgendeine neue Mode, sondern ein Grundmodell therapeutischen Denkens. Zwar gibt es unzählige Krankheiten, aber es gibt nur eine Heilung, eine Gesundheit. Und dies eine Gesundheit ist dann immer eine leibliche, eine seelische und eine geistige zugleich: Wir fühlen uns wohl, sind glücklich und sehen in unserer Arbeit einen Sinn, wir erahnen die Aufgabe unseres Lebens und sind überhaupt zum Tätigsein aufgelegt. Wir verstehen das Gesetz des Rhythmus so wie Goethe, der sagt:»... Tages Arbeit, abends Gäste, saure Wochen, frohe Feste ...«. Und was an Yoga wie eine Religion erscheint ist etwas ganz anderes als das, was der oberflächliche Begutachter vermutet; ohne religiöse Mithilfe ist nämlich keine Heilung möglich. Der Mensch kann nur dann wieder zur vollen Gesundung gelangen, wenn er neben all seinen leib-seelisch-geistigen Bemühungen auch wieder einen Weg zum Unendlichen findet. Der Mensch von heute ist in zweierlei Weise blockiert: in seiner Endlichkeit und in seiner Unendlichkeit, das heißt natürlich und übernatürlich. Was die Natürlichkeit angeht, so erscheint heute der Heilwert des Yoga nach den bedeutsamen klinischen Untersuchungen der Asana von Dr. med. Oscar Hammer (siehe Seite 147) und meinen praktischen Erfahrungen mit den Wirkungsebenen (siehe Seite 163) und der Urlehre sehr Erfolg versprechend. Medizinisch betrachtet ist Yogatherapie eine autogene (von selbst entstehende) Aktivtherapie und keine herkömmliche Passivtherapie; angewandt ist Yoga Yogatherapie. Sie ist für Alt und Jung bestens geeignet.

In der Ersten Deutschen Yogaschule (E.D.Y.) üben auch viele über 80 Jahre alte Menschen. Eine fundierte Yogalehrer-Ausbildung mit abschließendem Diplom vom Ring Deutscher Yoga-Lehrer (RDY) und der Europäischen Yoga Akademie (EYA) ist ebenfalls möglich. Die Übenden wenden die Mittel auf dem Weg zur Ganzheit, dem 8-stufigen Pfad des Patanjali (2. Jh. v. Chr.) an: Yama, die Charakterbildung in der Gemeinschaft, den Dienst am Du; Niyama, die Ichfindung; Asana, die Körpermeisterung in der Beherrschung automatisch ablaufender Körperfunktionen; Pranayama, die Steigerung, Sammlung, Kanalisierung, Fokussierung, Bindung und Polarisierung der Atemenergie (als Vorbereitung für die Cakrenerweckung); Pratyahara, die Introversion (Zurücknahme) der Sinnesenergie als Entdeckung des Innen; Dharana, die Festigung des Innen durch die Konzentration; Dhyana, die Meditation als die Entdeckung des Bewusstseins und Samadhi, die Befreiung des Bewusstseins.

Das Populärste am Yoga sind seine Asana. Diese sind frei von jeglichem Konfessionalismus. Sie sind sowohl symbolträchtige Heilgebärden als auch Ausdruck des Geistes. Yoga übt Leib, Seele und Geist gleichermaßen. Yoga setzt nichts am Menschen hinzu; Yoga nimmt nichts vom Menschen weg; Yoga ist die Verwirklichung der Menschennatur aller Altersstufen.

Sigmund Feuerabendt
Forsthall, im März 2005

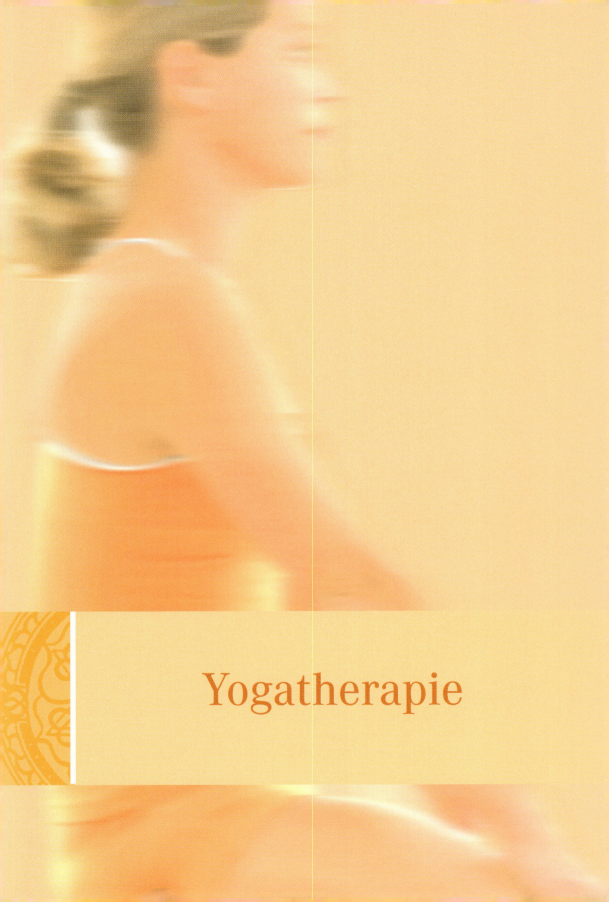
Yogatherapie

Yogatherapie – was ist das?

Unter Therapie wird heute vielerlei verstanden. Es ist fast schon ein Modewort. Die Medizin vor 100 Jahren war nicht die Medizin von heute. Aber der Yoga vor 1000 Jahren war wie der heutige.

Was Krankheit ist und wie man sie zielsicher behandeln sollte, kann heute niemand mit Gewissheit sagen. Oft verkennt oder lehnt man den Yoga als Therapie ab, andererseits aber wird er stark überbewertet. Ich will Ihnen in diesem Buch zeigen, dass man Yoga auch als Therapie verstehen und gebrauchen kann und wie er zur Heilung führt. Wir werden die Frage klären, ob er ganzheitlich oder symptomatisch arbeitet. Ich möchte Ihnen begreiflich machen, dass der Yoga auf einer uralten Weltphilosophie, der des Yoga-Sutra, aufbaut. Das ist ein zeitloses, überzeitliches Gedankengut. Er gibt dem Menschen für seine Heilung eine notwendige kulturelle Zielrichtung an und stellt ein anwendbares System dar.
In der Yogatherapie ist der Körper eine Projektion, eine Verfleischlichung des Geistes zur Gestalt. Mit dem Üben der Asana wird dieses Gestaltphänomen mit der Zeit zum Gesundsein zurechtgerückt. Auch ist der Energiefluss im Körper von der Gestalt abhängig; so ist die Gestalttherapie der Asana gleichsam eine Quantentherapie, eben weil jede Gestalt ein quantenphysikalisches Phänomen ist.

Körper, Geist und Seele werden angesprochen

Die für die Heilung verwendeten Asana sind nicht nur gymnastisch zu bewerten, sie ragen auch in geistige Heilbereiche hinein und stellen eine Art Gestalttherapie dar. Sie sind keine Modeerscheinung, ebenso wenig wie die Natur das ist. Jede Medizin, ob allopathisch oder homöopathisch, gibt an den Körper eine Information ab. Diese Information ist stets punktuell, das einzelne Symptom betreffend. Sie hat also auch schädliche Nebenwirkungen und ist nicht ganzheitlich. Aber die Asana sind es!

Die Asana geben eine ganzheitliche Information an den Körper, an die Dreieinheit von Leib-Seele-Geist ab. Sie wirken daher erst nach längerer Zeit des Übens.

Deshalb spürt man ihre therapeutischen Effekte erst nach und nach. Sie besitzen Nachhalleffekte. Dies erklärt jedoch auch die Schwierigkeiten klinischer Untersuchungen der Asana, denn sie kommen auf der feinstofflichen Ebene zum Tragen, fast unmerklich.

Die ganze Welt ist Information. Es gibt dreierlei Informationen: die der Materie, die der Seele und die des Geistes. Alles, was ich zu mir nehme, ist stoffliche Information; meine Freude dagegen ist eine seelische und die Wahrheit eine geistige Information. Je mehr ich ohne Lüge lebe, desto heilsamer werden mich auch alle Informationen mit Gutem, Gesundem, Schönem und Energetischem erfüllen.

Wasser liefert lebensnotwendige Informationen

Von allen Informationen auf der Welt liefert uns das Wasser die notwendigsten. Jeder Tropfen ist ein Mikrokosmos, der Informationen aus längst vergangenen Zeiten in sich birgt. Wasser ist in den drei Aggregatzuständen gasförmig, flüssig und fest vorhanden und zielt mit seinen Informationen auf Leib, Seele und Geist ab, weil es alle Informationen der Natur aufnimmt und weitergibt. Zum Himmel steigt es, zur Erde und in die Erde muss es und wieder zum Himmel. Jede seiner Informationen ist Gestalt, wie alle Informationen Gestalt sind. Durch Informationen aber entstehen Gestimmtheiten, wo man letzten Endes auch den Krebs findet. Schlucke ich eine Tablette, lasse ich mir eine Spritze geben oder den Bauch aufschneiden, bekomme ich ebenfalls eine Information – aber was für eine! Solche Informationen haben keinerlei Bezug zur Ganzheit, auch nicht zur Gesundheit. Sie beinhalten nur eine Unbestimmtheit. Im Gegensatz dazu steht die Freude, ebenso wie die Natur und die schönste aller Informationen, die Liebe, unmittelbar vor Gott stehen.

Der 8-stufige Pfad ist die Basis

Ich lege als Mittel auf der Suche nach der Einheit von Leib, Seele und Geist den 8-stufigen Pfad des Yoga zugrunde (siehe Seite 7). Daraus ergeben sich die folgenden Möglichkeiten für die Yogatherapie.

- Hatha-Yoga: Er besteht aus den Asana (Körperhaltungen) (siehe Seite 48) und dem Pranayama (besondere Atembeherrschung) (siehe Seite 120).
- Das Wissen um die Eingepasstheit (Ordnung) des Menschen in das Sozialgeflecht, das heißt um die Gesetze des Zusammenlebens (Yama/Niyama).
- Die Entspannung, welche mittels der Asana, dem Ausgleich der energetischen Ströme des Leibes und der Introversion (Zurücknahme) der (Sinnes-)Energie durch das Selbstaktive Training S.A.T. erreicht wird (siehe Seite 12).
- Die tiefenseelische Versenkung: Sie wird durch die Entspannung (S.A.T.) eingeleitet, um zur Ein-Sammlung (Konzentration = Dharana) der Energie zu kommen; von da aus will man zur Entdeckung des Bewusstseins (Meditation = Dhyana) und Reinigung (Katharsis) desselben wie schließlich zur Befreiung des Bewusstseins (Samadhi), dem religiösen Verlangen des Menschen, gelangen.

> Ganz wichtig: Entspannung geht vor Perfektion! Bei manchen Asana wird absichtlich aus pädagogischen Gründen nicht perfektionistisch geübt, um Anfänger nicht zu entmutigen. Nicht nur die schweren bis schwersten Übungen sind wirkungsvolle Asana, sondern auch die einfachen, die daher großes Lob verdienen.

Voraussetzungen für die Heilung durch Yoga

Die Yogatherapie als natürliche Heilmethode braucht Zeit. Sie muss wachsen auf der Grundlage der Selbstregulierung. Ebenso werden alle Haltungen (Asana) und Übungen (Pranayamas) behutsam durchgeführt, weil der Körper in das Gesunde quasi hineinreifen muss. Der Organismus will sich erneut den Bedingungen des Gesunden anpassen. Schmerz ist dabei ein Signal der Freundschaft; er weist darauf hin, wie weit wir gehen dürfen. Letzten Endes muss der Schmerz in Wohlgefühl umgewandelt werden. Die Grundlage der Heilung bildet die Wiederholung des Übens in regelmäßigen Abständen. Das fördert das innere Mitmachen des Organismus durch Konditionierung. Hier ist der Rhythmus zu finden. Er weist vor allem auf das Urverhalten von Anspannung und Entspannung hin. Krank machend allerdings ist die Verspannung als Dauerzustand.

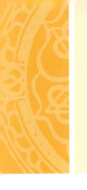

YOGATHERAPIE

Das Üben muss in den Alltag eingebaut werden und darf nicht allein auf die Matte beschränkt bleiben. So wird Yoga ins Leben eingegliedert, und zwar durch seine neue Körperhaltung, seine Atemhaltung, Seelenhaltung und Geisteshaltung sowie durch seine Schaffenshaltung und Mitmenschlichkeit. Handeln und Zielrichtung werden wieder aufeinander abgestimmt und ausgerichtet.

Der Wechsel von Haltung und Gegenhaltung lässt unseren Geist die unauflösliche Einheit aller Dinge erkennen. Yoga ist keine Weltflucht, sondern er vereint Gegensätze wie Tod und Leben, Geist und Materie, Pflicht und Freiheit. Die Asana als Seelengymnastik erkennen wir als ein Urbestreben für unsere Gesundung. In dieser Einheit finden wir zu unserem Selbstwertgefühl zurück.

S.A.T. – der Weg zu natürlicher Entspannung

Das Selbstaktive Training ist Wellness pur! Es ist aus dem Wissen entstanden, dass der Mensch eine Einheit aus Leib, Seele, Geist und Wille darstellt und dass er sich nach dem gleichen ewigen Gesetz gestaltet wie das All. Mensch und Kosmos bilden darüber hinaus eine Einheit. Anspannen, sich regen und wirken, entspannen, ruhen und sich erholen sind nur die Verwirklichung einer Urseinsweise: des Rhythmus. Für die Wirklichkeit der Welt ist der Rhythmus ein Urverhalten oder gar sein eigenstes Wesen.

Beim Selbstaktiven Training muss das Üben aus sich heraus erfolgen. Es besteht aus der Entspannung, dem tierischen Durch-Hindurch-Dehnen und der Introversion der (Sinnes-)Energie. Dieses bringt Gesundheit und Stärke für Leib, Seele und Geist. Normalerweise sind Verspannungen psychischen Ursprungs. Umgekehrt beeinflussen muskuläre Verkrampfungen und organische Störfelder die Psyche.

Die zwei Grundsätze des S.A.T.
1. Das Dehnen muss stets durch den ganzen Körper hindurchgehen (hindurchgehendes Dehnen).
2. Die Urentspannungslage, das Liegen in der Rückenlage, muss übertragbar sein (Haltungs-Transfer), nämlich sowohl in die Senkrechte als auch in das Sitzen.

Dem ausgewogenen Verhältnis zwischen Entspannung und Anspannung der Muskulatur sowie der Organe ist die Aufgabe zugeteilt, die Aufnahme von Reizen aus der Innen- und Außenwelt lebensfördernd und nicht gestört weiterzuleiten. Dieser Zustand wird nicht von den Spinalnerven, sondern von den Hirnnerven beeinflusst, grundsätzlich vom Gesicht ausgehend. So ist das Gesicht notwendiger Mittelpunkt aller Entspannung. Jede Teilentspannung ist intellektuell gesteuert.

Gute Ernährung – eine Säule der Gesundheit

Entspannung ist für das klare, ungestörte Denken und Empfinden unerlässlich. Wiederholtes Üben der natürlichen Entspannung steigert unser Energiepotential gewaltig und verbessert die Immunabwehr. Die Gedankenleere ist ein Mittel des S.A.T., um aus Befangenheiten heraus zu kommen. Auch Stress lässt sich mit dem Selbstaktiven Training bestens behandeln. Wollen Sie noch besser über diese wunderbare Entspannungsmethode Bescheid wissen, dann empfehle ich Ihnen mein neues Buch über das Selbstaktive Training S.A.T. (siehe Seite 190).

Gute Ernährung – eine Säule der Gesundheit

Ein Großteil der Bevölkerung ernährt sich fehlerhaft, einseitig und damit krank machend. Zwar geben uns die Medien reichlich Tipps für alle möglichen Diäten oder sogar Wunderkuren. Aber diese werden nicht begründet. Dass unser Charakter, unser Gesundheitszustand und sogar unsere Weltanschauung neben vielen anderen Störfaktoren von der Ernährung abhängen, möchte ich hier betonen.

Gefährlich in Ernährungsfragen ist die Verallgemeinerung. Was für den einen gut ist, mag nicht unbedingt für jeden empfehlenswert sein. Einer unserer Haupternährungsfehler besteht in zu großer Energiezufuhr mit zu hohen Anteilen an raffinierten Kohlehydraten, aber zu wenigen Rohfaserstoffen. Wir verbrauchen Unmengen an Kochsalz und leiden obendrein unter chronischem Bewegungsmangel. Der notwendige Rohfaserstoffbedarf von 25 Gramm am Tag wird auf fünf Gramm herabgedrosselt.

»Der Weise isst die Welt indem er sie denkt.«

Dadurch ist die Darmpassage unserer Nahrung um das Doppelte bis Dreifache länger. Dies bewirkt zu starke Fäulnis- und Gärungsprozesse. Der Mastdarmkrebs, vor allem bei Männern, ist deshalb im Vormarsch.

Der Eiweißanteil sollte pro Kilogramm Körpergewicht ein Gramm nicht überschreiten. Das physiologische Minimum (unterste Grenze) ist eine Eiweißzufuhr von nur etwa 30 Gramm am Tag. Hält man diese 14 Tage lang durch, lösen sich Entzündungsherde im Körper weitgehend auf. An Flüssigkeit wird leider sehr gespart. Vor allem ältere Menschen brauchen viel davon. Pro 30 Kilogramm Körpergewicht sollte jeder täglich einen Liter reines Wasser, also kalorien- und schadstofffreie Flüssigkeit trinken.

Und essen Sie vor allem nicht zu große Mengen! Mehrere kleinere Mischkost-Mahlzeiten am Tag mit wenig oder ganz ohne Fleisch, ballaststoffreichem Getreide, Obst und Gemüse sind die Lösung des Problems. Übrigens: Mischen Sie eine Portion Heiterkeit unters Essen. Genießen Sie lieber einen Diätfehler mit Lachen als die beste Diät mit Angst und Schrecken.

YOGATHERAPIE

Die Yogis empfehlen drei Nahrungsarten

Vergessen wir vor lauter Vollkost die Polarität unserer Nahrung nicht, die Yin-Yang-Haltigkeit (Ionenhaltigkeit). In einer der Hauptquellen des Yoga, der Bhagavadgita, lesen wir im XVII. Gesang folgenden Hinweis auf die gesunde Ernährung: »Und auch die Nahrung, welche jeder liebt, ist von dreifacher Art: Der *Sattva-artige* liebt Speisen, die saftig, mild, fest und angenehm sind und Lebenskraft, geistige Energie, Stärke, Gesundheit, Freude und Liebe steigern. Der *Rajas-artige* verlangt nach Speisen, die bitter, sauer, salzig, erhitzend, scharf, herb und feurig sind; sie verursachen Leiden, Kummer und Krankheit. Was abgestanden, geschmacklos, faul, verdorben ist, Überreste und Unreines, diese Speisen liebt der *Tamas-artige*.«

Ernährungs-Tipp: Alles, was als Gewürz Verwendung findet, soll in Maßen genossen und vorübergehend sogar auch einmal vom Speiseplan gestrichen werden.

Mein Kommentar: allgemein detaillierte Angaben fehlen. Über die sattva- und tamas-artige Speise benötigt es keiner Worte, wohl aber über die rajas-artige. Man darf es nicht so verstehen, dass alles, was bitter, sauer, salzig ist, krank macht. Es ist nur dann schlecht für die Gesundheit, wenn man es als Hauptspeise genießt, nicht jedoch als wohldosiertes Gewürz. Der Körper, die Leber beispielsweise, verlangt nach Bitterem; Milchsäure in geringen Mengen genossen ist sehr heilsam, und ohne Salz kann der Körper nicht leben.

Ein Fehler aber ist es, wenn zu den Rajas-Speisen, die Leid und Kummer bringen, auch die Zwiebel und der Knoblauch gezählt werden. Diese Fehlauslegung geistert seit Jahrzehnten durch die Literatur. Eine Unzahl großartiger Leute aus der Weltgeschichte aßen täglich Knoblauch und Zwiebeln!

Heilige Kräuter aus der Natur

In Zeiten des Zweifelns hilft es manchmal, im Yoga-Sutra nachzulesen. Da wird uns z.B. in der These IV/85 eine unerwartete Hilfe zuteil, die Mut macht, den Yoga nicht zu engstirnig oder einseitig zu praktizieren. Dort steht geschrieben: »... es mag sicher Suchende geben, die durch Magie, Mystik, heilige Kräuter oder Gebet an ein ähnliches Ziel (wie den Yoga) gelangen.« Heilige Kräuter! In den letzten Jahren finden natürliche Kräuter in der Literatur immer mehr Beachtung. Der Geist der Hildegard von Bingen wird in uns wieder wach.

Das Einfache einer Heilung wie im Yoga ist genauso Segen bringend wie ein Kraut aus der Apotheke Gottes. Selbst bei unheilbar scheinenden Leiden kann es helfen. Das wendet

Heilige Kräuter aus der Natur

unseren Blick wieder in die Vergangenheit, die wir bereits vergessen haben. Hildegard von Bingen offenbart uns Weisheiten, die schon 800 Jahre vor jeder Psychotherapie oder Psychosomatik diese zum Plagiat absinken lassen. Längst hat diese Frau alles in Einfachheit vorweggenommen. Für das Sammeln von Heilkräutern braucht man freilich umfangreiche Kenntnisse. Viel einfacher ist es, in die Apotheke zu gehen und alles fertig zu kaufen. Aber gerade das Sammeln ist bereits ein Teil der Therapie; denn die seelische Bereitschaft zur Heilung ist so viel größer.

Das Suchen von Kräutern schafft wieder ein fruchtbares Verhältnis zwischen uns und der Gott-Natur. Das ist von unschätzbarer Bedeutung für unsere Gesundheit. Bei den Heilkräutern muss man in der Praxis zwischen Blüten, Blättern, Wurzeln und Früchten unterscheiden. Man sollte den Boden begutachten, man muss wissen, wo und wie das Kraut wächst, ob es von Ungeziefer befallen ist oder ob es gesund aussieht. Ganz von selbst erweckt das Sammeln den Sinn für die heile Natur, für die heile Welt.

»*Die Heilkräuter stehen dem guten Geist der Erde am nächsten.*«

Tipps für die Zubereitung von Heilkräutern
- Lagern Sie die Pflanzen nie über 35 Grad Celsius.
- Schneiden Sie die Wurzeln vor dem Trocknen.
- Nur wenn das Heilkraut salztrocken ist, kann es überwintern.
- Schützen Sie es vor Lichteinfall.
- Als Behälter hat sich Glas am besten bewährt.
- Jahrelang aufbewahrte Kräuter verlieren ihre Heilkraft.
- Sammeln Sie jedes Jahr frische Heilpflanzen, das hält jung.

Denn unsere nicht-heile Welt hängt ursächlich mit dem kranken Menschen zusammen. Dass ein Kräutersucher behutsam, nicht schädigend, die Natur durchstreift, darf man voraussetzen. Ein solcher Mensch tritt mit Ehrfurcht, das ist Yama, an die Gebilde der Natur heran. Und sind die Kräuter gesammelt, geht es ans Zubereiten. Sie müssen gesondert gereinigt und getrocknet werden. Sie verbreiten dabei einen ätherischen Duft, der zum Meditieren heilsam anregt und uns innerlich umstellt und vorbereitet für die Heilung. Freude wird wach, Sinn zieht in die Seele ein.

Um bei diesem Tun nicht gestört zu werden, ist davon abzuraten, mit einer großen Gruppe Kräuter sammeln zu gehen. Allein oder zu zweit ist es am heilsamsten. Da kann man verweilen und wird nicht durch andere in seiner inneren Bereitschaft zum Göttlichen gestört. Da ist die Erde ganz nah. Kräutersammeln ist Tatmeditation. Nach solchem Tun schmeckt uns das Kraut ganz anders. Dann ist der gewonnene Saft ein Labsal und schafft eine einmalige Chance für die Heilung.

YOGATHERAPIE

Die fünf Heilebenen

Nach Feuerabendt gibt es fünf Heilebenen. Ihre Rangfolge ist mathematisch begründet und somit unbestreitbar. Was benötigt ein Mensch, um leben zu können? Da ist zunächst einmal die Atmung. Jede Atemwelle erzeugt eine Bewegung im Körper. Unterbricht man das Atmen, so können wir nur noch wenige Minuten leben. Die Atmung ist somit das Wichtigste. Die Bewegung kann zwar für längere Zeit eingestellt werden – zumindest die äußere Bewegung – aber die innere, beispielsweise der Herzschlag, arbeitet ununterbrochen und hält uns lebendig. Atmung und Bewegung stehen also für jede Heilung an der Spitze. Die zweite Heilebene: Wir brauchen unbedingt Schlaf. Auch Schlafentzug kann tödlich enden. An dritter Stelle folgt die Flüssigkeitszufuhr. Bleibt diese aus, fallen wir nach peinigendem Durst ins Koma, aus dem es kaum mehr ein Erwachen gibt. Dann brauchen wir viertens feste Nahrung, ohne die wir immerhin einige Wochen überleben können. Erst nach beginnendem Abbau von Gehirn und Hoden stirbt der Mensch. Diesen vier Heilebenen geht aber noch die nullte voraus, nämlich unser Bewusstsein. Sie ist nicht materiell und hebt sich dadurch von den anderen ab. Entzöge sich uns das Bewusstsein nur für einen Augenblick, wären wir sofort tot.

Fördernde Gedanken

Ihre Gedanken bestimmen Ihr Dasein. Setzen Sie immer voraus, Ihr Feind oder der, den Sie fürchten, hassen, beneiden, beschimpfen oder bekämpfen, will das Gute. Helfen Sie ihm! Lassen Sie alles Besserwissen, alles Schadende, alles Unedle, seien Sie Diener! Versetzen Sie sich in seine Seele! Grollen Sie nicht, wenn Sie eine Niederlage erleiden. Vielleicht sind Sie im Irrtum in vielen Dingen. Vielleicht ist Ihr Glaube ein Unglaube.

Bleiben Sie dem unbekannten Höchsten vertrauend zugetan. Schmieden Sie keine Rache; am Ende sind Sie ihr Opfer. Schmieden Sie das Gute überall, bis auch das Böse es erkennt – und liebt. Dem höchsten Sieg geht das Verzichten voraus.

»Jeder Gedanke, ob gut oder böse, ob geglaubt oder nicht, bestimmt unser Tun und unser Organgeschehen mit.«

Verletzen Sie nie die Andacht einer anderen Seele. Es gibt ein Weltgericht, alte Weise nannten es Karma. Jeden Erfolg verschenkt Gott; aber hüten Sie sich – er ist eine Gnade, nicht Ihr Verdienst. Ihre Pflicht heißt Arbeit! Ihr Lohn ist Ihr Tun; was darüber hinausgeht ist metaphysisch und nicht von dieser Welt. Suchen Sie zuerst in Ihrem Herzen, dann bei Ihrem Nächsten, nicht beim Fernsten; aber umfangen Sie mit Ihrem Geiste die ganze Welt. Über den Sternen wohnt die Unendlichkeit, Sie finden einen Anteil in Ihrem Bewusstsein. So können Ihnen weder Geburt noch Tod eine Grenze setzen. Eine Grenze setzt Ihnen nur die Pflicht.

Das richtige Atmen

Funktioniert unser Energiehaushalt im Körper, so fragen wir nicht, was wir tun sollen. Ist er jedoch gestört, dann denken wir reumütig an die Gesundheit zurück. Endlich beginnen wir mit der Yogatherapie, aber dabei geht uns alles zu langsam. Wir vergessen den Zeitfaktor. Und was ist mit der Energie? Ein gesunder Mensch würgt seine Energie nicht ab; er blockiert sie nicht. Und wie blockiert man seine Energie? Durch seinen Körper, durch seine Körperhaltung.

Beginnen wir, leicht und tief durchzuatmen. Atem setzt Energie frei, das heißt, er lässt sie nicht einfach davonlaufen, sondern gibt uns die Energie zur Verwertung weiter. Aber Atemblockaden entwerten unsere Kräfte. Der Unwissende lacht zuerst wenn er hört, er atme nicht oder nicht richtig. »Selbstverständlich atme ich, andernfalls wäre ich ja längst schon tot.« Fordert man dann aber den Spötter auf, laut zu schreien, dann erlebt man in der Regel zum ersten Mal die Blockade in ihrer individuellen Not, denn Schreien drückt unter anderem das Atmen aus.

Entspannung ist mit der Atmung untrennbar verbunden. Atmung ist Welle, ist Rhythmus. Atmung ist Entdeckung der Bewegung für den Körper. Diese hebt sofort mit der Geburt sichtbar an. Der Mensch atmet zum ersten Mal wenn er den Mutterleib verlässt. Und er fängt damit auch an, sich zu bewegen. Pranayama (siehe Seite 116) ist die Entdeckung der Urbewegung des Lebens im Atem.

Das Wissen um die Aufnahme und Abgabe der Energie gestaltet sich zur Grundlage aller Erkenntnis.

Immer wieder lege man die Betonung beim Üben im Yoga auf den Atem, das Fühlen des Selbst und die Gestaltwahrnehmung bei den Asana. Das Spüren aller Bewegungen im rhythmischen Wechsel wird hoch eingeschätzt. Bewegung und Krafteinsatz müssen in einem synergetischen (zusammenwir-

> *Der Atem bestimmt die Haltung*
>
> Beim Yoga steht der Atem im Mittelpunkt. Aber Atem ist auch Haltung, Körperhaltung. Folglich muss Körperhaltung auch Geistes- und Seelenhaltung sein. Weiß man das, sehen wir uns neu. Gelingt es uns, den Atem wieder rhythmisch zu erleben, finden wir bald zum heilsamen Schlaf zurück, den uns eine unrhythmische Zeit stahl.

kenden) Wechselverhältnis zueinander stehen. Darauf kommt es an, wenn wir uns, die Muskulatur und den Herzmuskel eingeschlossen, gesund erhalten, stärken und pflegen wollen.

Durch das Gleichgewicht von Ansatz und Krafteinsatz legt sich die innere Stärke frei. Der Fließkreis wird angeregt, das heißt, Kräfte und Organfunktionen, Psyche und Logos werden aufeinander bezogen oder polarisiert. Dadurch eint sich die Peripherie mit der Tiefe des Gesetzes in uns. Blut und Erregung stimmen sich heilsam aufeinander ab. Nicht mehr die Erregungen beherrschen uns nun, sondern wir die Erregungen. Jede Aufregung wird biopositiv geleitet. Regungen, Gefühle und Emotionen sind Wellen der Wahrnehmung in uns.

Wir Menschen unterdrücken oft unsere Angst und bekommen Hemmungen. Deshalb sollte man die Angst akzeptieren und mittels Atmung mit ihr fertig werden. Wird die Angst ins Leben zugelassen, soll sie sich in Heiterkeit auflösen. Wird sie verdrängt oder gefürchtet, was auf das Gleiche herauskommt, erledigt sie die Heiterkeit rasch.

Blockaden lösen und »durchlässig« werden

Wer heute Yoga in einer Gruppe übt, beispielsweise in der VHS oder an einer anerkannten Ausbildungsschule der Deutschen Yogagesellschaft e. V., die nach dem europäischen Mindestprogramm der Europäischen Yoga-Akademie e.V. (EYA) arbeitet, wird selten oder vielleicht nie den Begriff »durchlässig« vernehmen.

Dagegen hört er oft Ausdrücke wie Entspannung, Lösung, Ruhe, Konzentration, Meditation, Spüren, Loslassen und andere. Das sind alles Begriffe, die auch bei anderen Übungsweisen zu hören sind.

Dank der Durchlässigkeit wird der größte Heileffekt erzielt, der überhaupt erzielt werden kann. Und dieser entsteht auf einer ganz anderen Grundlage als der unserer Heilgymnastik.

Aber was ist nun »Durchlässigkeit«? In Feuerabendts Übersetzung des Yoga-Sutra finden wir in den Merksprüchen 11/18 bis 11/24 etwas von der Durchlässigkeit des Ichfeldes. Das ist schwer zu verstehen. Zwar bemühen sich manche Yogalehrer und Ausbilder, dem Hatha-Yoga durch Einführung von Techniken aus der Eutonie, dem Tai Chi oder etwa dem Autogenen Training einen modernen Anstrich zu geben. Aber warum geschieht das?

Meist nur weil man mit den vorhandenen Möglichkeiten des Yoga nicht viel anzufangen weiß. Dies gilt auch für die Meditation. Manche meinen, die yogische Meditation übergehen zu können, weil sie andere, z.B. zenbuddhistische Wege für besser halten. Der

Ansatzpunkt findet sich in den leib-seelisch-geistigen Schwingungen, worauf es beim Hatha-Yoga ankommt. Diese sollen vom Bewusstsein her durchdrungen, also durchlässig werden. Somit stellt der Hatha-Yoga eine völlig andere Übungsart als etwa unsere Heilgymnastik dar.

Alle Kräfte im Körper strömen lassen

Im Yoga-Sutra lesen wir im Merkspruch IV/19: »Ein Asana sollte leicht und gleichzeitig fest sein; fest, dass es im Unendlichen gründet, leicht, dass es befreit von den Irrtümern des Daseins«. Schon diese Aussage genügt, denn dieses Festsein, um im Unendlichen zu gründen, kann mit diesem Unendlichen in uns nur das unendliche Bewusstsein meinen, worin wir durch die Körperlichkeit und in der Körperlichkeit gründen sollen. Aber dass wir darin gründen, das geht notwendig auf jene Leichtigkeit zurück, die uns befreit von den Irrtümern des Daseins. Und diese Irrtümer treten in allen Verspannungen des Körpers fühlbar in Erscheinung. Mit anderen Worten: Dieses Leichtwerden führt zur Möglichkeit des Durchlässigwerdens für die unendliche Kraft, die uns dann von den Irrtümern des Daseins unberührt bleiben lässt.

Die abendländischen Entspannungs- oder Suggestivmethoden wie beispielsweise das Autogene Training nach J. H. Schultz sind ohne metaphysische Tiefe, weil man irrtümlich glaubt, mit Metaphysik habe eine Heilung nichts zu schaffen. In gelöster Verfassung durch die Asana den Zustand des Anantya samapatti, der Versenkung ins Unendliche, zu erreichen, sich aus der Endlichkeit in die Unendlichkeit fallen zu lassen, das ist Yoga. Die dabei entstehende Durchlässigkeit lässt gleichzeitig alle Kräfte im Leib ohne Blockaden strömen. Darauf kommt es an!

Kundalini, die mystische Schlangenkraft

Das Verweilen des Übenden im Acasa (Weltbewusstsein) ist der Durchlässigkeit in etwa gleichzusetzen. Es ist deshalb auch frei von Karma und aller Zeitlichkeit, weil erst das Bewusstsein all die genannten Bedingungen selber setzt. Diese Übungen verlaufen in vier Stufen: der Einleitung, dem Übergang, der Erreichung und der Vollkommenheit, Arambha, Ghata, Paricaya und Nishpatti. Die Durchlässigkeit beginnt dann, wenn der Knoten, das heißt der körperliche Widerstand im Anahata-Cakra (Herzlotus, siehe Seite 184) durchstoßen wird. In der dritten Stufe, der Paricaya, steigt der Ton, Nada, hoch in die Stirnmitte zwischen die Augenbrauen, dem Sitz aller Siddhis. Dadurch gerät der Übende

YOGATHERAPIE

> *Runenasana sind für Anfänger geeignet*
> Wer die »Herrschaft« des Yoga erreichen will, muss diese »Durchlässigkeit« üben. Für den Anfänger geschieht dies am besten durch Symbolhaltungen wie die uralten Runenasana. Denn diese weisen weitaus mehr Bewusstseinsnähe auf als die herkömmlichen, oft zu verschlungenen Asana des Sanskrit, der indischen Gelehrtensprache. Wenn man diese beherrscht, kann man dann mit den herkömmlichen Bandhas und Mudras weiterüben, um zum endgültigen Ziel der Durchlässigkeit zu gelangen.

vollkommen in den Bann der Töne (siehe Seite 127). Und ist selbst diese Barriere durchstoßen, also der »begrenzte Atman durchlässig zu Brahman« geworden, dann sind wir »eins« mit dem unendlichen Bewusstsein. Dies nennen wir Raja-Yoga.

Auf dem Bewusstseinsweg des Yoga gewinnt vor allem die Gesundheit aufgrund der Durchlässigkeit. Bei der Yogatherapie kann keine einzige Sphäre ausgeschlossen werden. Steht der Übende beispielsweise in der MAN-Rune (78), der symbolischen Geisthaltung, dann entsteht ein Kraftfeld, dessen Fließrichtung von oben nach unten, von den Handflächen angefangen über den Brustraum, Bauchraum, Beckenraum bis in die Fußsohlen geht. Meist aber findet sich schon im oberen Brustraum die erste Blockade, die der weiteren Durchlässigkeit Einhalt gebietet. Erst nach längerem Üben löst sich diese Blockade auf, der Strom fließt weiter in den Bauchraum, Beckenraum und endlich in die Füße. Der Fluss von ganz oben nach ganz unten

Die Kundalini-Kraft wird in bestimmten Asana, Mudras und im Pranayama im Hatha- und Tantra-Yoga belebt. Ihr Erwachen ist mit einer Durchdringung der einzelnen Cakren verbunden.

ist erreicht. Dieses Durchlässigsein ist ausschlaggebend für die Heilwirkungen der Asana ganz allgemein. Die Durchlässigkeit bildet nebenbei gleichsam die technische Vorstufe für das Aufsteigen der Kundalini, der mystischen Schlangenkraft.

Dass das Aktivieren der Kundalini-Kraft gleichzeitig mit dem Erwachen verschiedener Fähigkeiten verbunden ist, stellt für den Eingeweihten nichts Neues dar. Die Durchlässigkeit des Leibes ermöglicht jetzt durch Kundalini die Durchlässigkeit der Bewusstseinsweisen ins Ichfeld. Dadurch erscheint nichts mehr unmöglich. Legt jedoch der Yogi keinen Wert auf diese Siddhis, diese übernatürlichen Fähigkeiten, dann entsteht Kaivalya, das höchste Seins- und Wesens-Sosein. Beachten wir also in Zukunft die Durchlässigkeit genauer. Diese allein schon offenbart uns das höchste Wesen. Ganz gleich, wo wir sie anwenden, wo wir uns ihrer bewusst werden, immer führt sie im Yoga zum rechten Weg.

Meditation führt zur inneren Mitte

Meditation ist nichts anderes als die Gesamtheit des Kosmos in einem Menschen erleben zu lassen. Wir spüren die Unendlichkeit in uns. Losgelöst, für sich allein, gibt es Meditation nicht. Sie ist schlicht die Vollendung zur Ganzheit. Meditieren heißt in die Mitte gehen. Samadhi (Sa(t) = Sein und Madhi = Mitte), das Ziel der yogischen Meditation, bedeutet also, die vollendete Polarität erreicht zu haben. Meditation lässt uns das Umfassende der Schöpfung in einem unmittelbaren Erleben erkennen und die Ganzheit spüren. Dieses Erleben kann auch in den Alltag mit hinausgenommen werden. Wir sprechen dann von einer »Tat-Meditation«.

Nehmen Sie für die Meditation einen angenehmen, die Wirbelsäule senkrecht im schwebenden Gleichgewicht haltenden Sitz ein, beispielsweise den Diamantensitz (11), den Lotussitz (8) oder den Halben Lotussitz (7). Auch der Hakenkreuzsitz (2) oder das Sitzen auf einem Stuhl sind in Ordnung. Vermeiden Sie die Rückenlage.

Wie beginnt nun der Heilsuchende mit dem Meditieren (Versenken)? Es gibt feste Regeln. Die erste Stufe ist die der Gedankenruhe, wie sie beim Selbstaktiven Training (siehe Seite 12) beschrieben ist. Von der Gedankenruhe ausgehend wird das Bewusstsein mit der Zeit gedankenleer und frei. Dieser Leere folgt bald das Austreten in die Raumfreiheit oder Raumlosigkeit. Damit ist diese Stufe inhaltlich abgeschlossen – wobei wohl selten ein Meditierender diese Leere und Raumlosigkeit in Meisterschaft erreicht. Hinter der Meditation steckt ein psychohygienischer Sinn. Er lässt unsere Aufmerksamkeit radikal von allen Beziehungen zur alltäglichen Umwelt loskommen, äußerlich wie auch innerlich. Dadurch wird der Körper frei von beeinflussenden Gedankenmächten, die ihn durch und durch in seinem organischen Streben bestimmen und binden (siehe Seite 175).

Die Gedanken ausschalten

Meditation lässt Abstand nehmen von den subjektiven Zuständen des Denkens. Dadurch arbeitet der Körper endlich ohne Beeinflussung durch gedankliche Fehlsteuerungen. Mein Leitsatz lautet: »Der Körper weiß, was er will«. Er treibt nun zur größten Gesundheit. Dem gesunden Machtstreben der Körperzelle tritt durch das Meditieren kein blockierendes Denken mehr entgegen wie es beim Alltagsmenschen pausenlos geschieht. Angst, Depression, Fehlhandlungen, Komplexe, Körperverfremdung und andere Störungen verschwinden und lassen Intelligenz, Aufmerksamkeit und Umsicht Raum.

Yoga-Praxis

Tipps für die Yoga-Praxis

Hier bekommen Sie viele praktische Hinweise für das Üben der Asana. Ganz wichtig ist, dass die Haltungen sinnvoll aneinander gereiht werden, um einen optimalen therapeutischen Nutzen zu bringen. Wir üben innerhalb der 14 folgenden Gruppen. Angeregt durch Boris Sacharow, den Begründer des abendländischen Hatha-Yoga, teile ich die einzelnen Asana auf diese Weise übersichtlich ein:

Die 14 Asana-Gruppen

1. Gruppe	SIDDHA	Knöchel
2. Gruppe	PADMA	Hüften
3. Gruppe	SHIRSH	Kopf
4. Gruppe	SARVANG	Hals
5. Gruppe	PASCHIMOTTANA	Bauch I
6. Gruppe	MAYURA	Bauch II
7. Gruppe	BHUJANG	Rücken
8. Gruppe	VAJRA	Knie und Füße
9. Gruppe	GARUDA	Beine
10. Gruppe	TRIKONA	Flanken
11. Gruppe	MATSYENDRA	Körperachsen
12. Gruppe	NAULI	Eingeweide
13. Gruppe	HASTA	Arme
14. Gruppe	DHARANA	Gleichgewicht

Yoga-Praxis

Die wichtigsten Haltungen

Die meisten der hier aufgeführten Übungen finden Sie im praktischen Teil dieses Buches (ab Seite 48) in ihren Wirkungen genau erklärt.

Gruppe und Übung	Nummer	Gruppe und Übung	Nummer
1. SIDDHA *(Knöchel)*		**3. SHIRSH** *(Kopf)*	
Gleichehaltung	1	Halber Kopfstand	23
Hakenkreuzsitz	2	Kopfstand	24
Schmerzsitz	3	Lotuskopfstand	25
2. PADMA *(Hüften)*		Tiefer Lotuskopfstand	26
Gleichseitiges Dreieck	5	**4. SARVANG** *(Hals)*	
Leichtehaltung	9	Halbkerze	27
Schmerzsitz	3	Geschlossene Kerze	28
Halber Lotussitz	7	Hohe Lotuskerze	29
Lotussitz	8	Tiefe Lotuskerze	30
Lotus-Umgriff	10	Pflug	31
Einfacher Lotushahn	12	Ohr-Kniepflug	
Diamantensitz	11	**5. PASCHIMOTTANA** *(Bauch I)*	
Hoher Lotushahn	13	Hoher Sitzkniekuss	33
Vollkommener Lotushahn		Sitzkniekuss	34
Fisch		Kreuzbiegehaltung	36
Sitzender Bogenschütze	16	Sitzender Einbeinkniekuss	35
Pfauenlotus	45	Kaninchen	37
Zweifußkopfsitz		Kleine Schildkröte	39
Lebenshaltung	32	Erhobener Standkniekuss	19
Tiefe Lotuskerze	30	Fingerstand-Beinwaage	38
Hohe Lotuskerze	29	Kniekuss	S. 106
Omhaltung		Gabelkopfstand	41
Einfußkopfsitz		Mittlere Schildkröte	40
Spagat	15	Große Schildkröte	
Yogamudra	18	Yogaschlaf	42

Die 14 Asana-Gruppen

Gruppe und Übung	Nummer
6. MAYURA *(Bauch II)*	
Lotus-Waage	46
Nabeleinrenkung	93
Schwan	43
Pfau	44
Pfauenlotus	45
7. BHUJANG *(Rücken)*	
Haifisch	48
Libelle	
Tigersprung	47
Skorpion	
Heuschrecke	50
Bogen	52
Halbmond	
Kobra	S. 107
Halbes Rad	51
Tapferkeitshaltung	53
Kamel	20
8. VAJRA *(Knie und Füße)*	
Diamantensitz	11
Frosch	54
Panther	87
Diamantenschlaf	
Flacher Diamantenschlaf	56
Viereck	57
Baum	73
Löwengesicht	58

Gruppe und Übung	Nummer
9. GARUDA *(Beine)*	
Negersitz	61
Klammer	90
Kauersitz	59
Stuhlsitz	60
Einbein-Lotus-Zehenspitzenstand	62
Adler	63
Zwerg	
Standwaage	64
10. TRIKONA *(Flanken)*	
Dreieck	65
Seitlicher Halbmond	67
Gabelkniekuss	66
11. MATSYENDRA *(Körperachsen)*	
Halber König der Fische	
Kleiner König der Fische	68
Liegender König der Fische	91
12. NAULI *(Eingeweide)*	
Leeratem	71
Nauli	S. 131
13. HASTA *(Arme)*	
Handstand	69
Kleiner Handstand	70
Einfacher Lotushahn	12
14. DHARANA *(Gleichgewicht)*	
Baum	73
Berg	72
Zehenspitzensitz	75

YOGA-PRAXIS

Die Einheit von Leib, Seele und Geist

Es besteht eine funktionelle Übereinstimmung eines Menschen von seinem Charakter mit seinen Körperhaltungen, seiner Mimik, Atemweise und Gestik. Yogatherapie nimmt dazu die moderne Bioenergetik und Eutonie vorweg: psychosomatische Fehleinstellungen werden durch die Asana von der körperlichen Seite her heilsam beeinflusst.

Der Hatha-Yoga ist ein Intensiv-Training, im Gegensatz zum Extensiv-Training herkömmlicher Sportarten. Ich nenne es deshalb intensiv, weil die Energie, das Prana, nicht nutzlos verausgabt, sondern im Gegenteil gesteigert wird. Grobstofflich, also physiologisch, wird das Blut beim Hatha-Yoga nach innen (zentripetal), bei Sport und Gymnastik nach außen in die Peripherie (zentrifugal) geleitet. Deshalb ist Yogatherapie vorwiegend ein Organtraining und mehr als ein reines Muskeltraining, abgesehen von den isometrisch-athletischen Asana.

Ziel des alltäglichen Yoga ist es, den Menschen mit seiner Urnatur wieder zu vereinen. Das heißt, dass er zu den Werten an sich, den Urphänomenen, gelangt. So gesehen führt Yoga zur Selbstentdeckung.

Was ist das Ziel allen Übens? Die »Große Gesundheit«. Sie schenkt uns die Kraft für die Öffnung zu höheren Ebenen, für den geistigen Kontakt mit dem Unendlichen, für die Erweiterung des Bewusstseins samt der Verwirklichung unserer Möglichkeiten. Bei der herkömmlichen Gymnastik wird äußere Bewegung zur inneren, quantitativen Organtätigkeit; bei den Asana wird die Gestalt desselben zur inneren, qualitativen Art und Weise der Organtätigkeit.

Jedes Asana ist eine Anpassung an einen leib-seelisch-geistigen Zustand. Die Asana verbinden unser äußeres Körperbild mit dem inneren Körpergeschehen. Habituelle Tonusfixierungen (gewohnte Verspannungen) werden über die Asana aufgelöst. Durch das Körperbild-Training, die Körperwahrnehmung und die Selbstregulierung integrieren sich Körperfelder biopositiv, die bisher dem Körperbewusstsein entzogen waren. Durch den harmonisierenden Fluss der Organfunktionen mit der Atmung in den Asana findet der Übende zur Homöostase, das heißt zum inneren Gleichgewicht, zurück.

> *Innen und Außen im Alltag vereinen*
> Nicht der betreibt Yoga, der sich von der Außenwelt in eine fiktive Innenwelt zurückzieht; sondern der ist ein Yogi, der es erkannt und erfahren hat, dass sowohl Innen als auch Außen Daseinsweisen sind und dass er als Übender Innen und Außen, Unvergängliches und Vergängliches, im Alltag vereinen möge.

Die Einheit von Leib, Seele und Geist

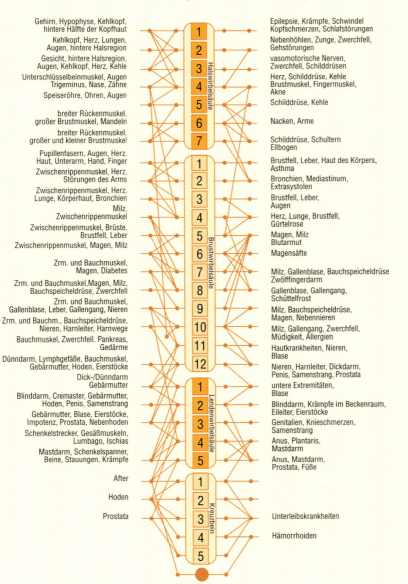

Übersichtsplan über die yogatherapeutische Einflussnahme (aktivtherapeutische Chiropraktik) auf die einzelnen Wirbelsegmente durch die Asana (Segmentalverbindungen)

Yoga-Praxis

Wie lang soll jede Haltung eingenommen werden?

An dieser Stelle möchte ich vor »indischem Marathonüben« und Kinderyoga warnen! In der englischen »Medical Tribune« wurde einmal von einem Fall eines jungen Mädchens berichtet: Es übte täglich stundenlang den Pflug. Atrophien (Rückbildungen) der kleinen Handmuskeln, Muskelzittern und Kribbelparästhesien (Taubheitsgefühl) waren die Folge. Der Pflug (31), falsch geübt, kann Durchblutungsstörungen bis hin zum Schultergürtelsyndrom hervorrufen.

Nummer der Übung		ZA	ZF
a) Sitze:			
1	Gleichehaltung (Samasana; Gelenk)	15 Sek.	3 Min.
2	Hakenkreuzsitz (Swastikasana; Gelenk)	30 Sek.	3 Min.
3	Schmerzsitz (Siddhasana; Gelenk)	10 Sek.	1 Min.
4	Kuhgesicht (Gomukhasana; Gelenk)	15 Sek.	2 Min.
5	Gleichseitiges Dreieck (Bajrasana; Gelenk)	z.s.	3 Min.
6	Schneidersitz (Sukhasana; Gelenk)	1 Min.	3 Min.
7	Halber Lotussitz (Ardha padmasana; Gelenk)	15 Sek.	3 Min.
8	Lotussitz (Padmasana; Gelenk)	z.s.	2-3 Min.
9	Leichtehaltung (Karmasukhasana; Gelenk)	z.s.	3 Min.
10	Lotus-Umgriff (Baddha padmasana; Gelenk)	z.s.	1 Min.
11	Diamantensitz (Vajrasana; Gelenk)	15 Sek.	2 Min.
12	Einfacher Lotushahn (Tolasana; Gelenk-Kraft)	z.s.	30 Sek.

Die Abkürzungen bedeuten:

ZA = Zeit für Anfänger,
ZF = Zeit für Fortgeschrittene,
z.s. = zu schwer

Die Einheit von Leib, Seele und Geist

Nummer der Übung		ZA	ZF
13	Hoher Lotushahn		
	(Urdhva kukkutasana; Gelenk-Kraft)	z.s.	1 Min.
58	Löwengesicht		
	(Simhasana; Gelenk)	15 Sek.	2 Min.
59	Kauersitz		
	(Pavanamuktasana; Gelenk)	10 Sek.	1 Min.
60	Stuhlsitz		
	(Utkatasana; Kraft)	10 Sek.	1 Min.
61	Negersitz		
	(Malasana; Gelenk)	15 Sek.	2 Min.
62	Einbein-Lotus-Zehenspitzenstand		
	(Padangusthasana; Gleichgewicht)	z.s.	30 Sek.
	Vollkommener Lotushahn		
	(Kukkutasana; Gelenk-Kraft)	z.s.	1 Min.

b) Wirbelsäulenübungen:

16	Sitzender Bogenschütze		
	(Akarna dhanurasana)	10 Sek.	30 Sek.
17	Yogamudra		
	(im Padmasana)	z.s.	1 Min.
18	Yogamudra		
	(im Kurmasana)	30 Sek.	2 Min.
20	Kamel		
	(Ustrasana)	10 Sek.	30 Sek.
21	Sitzender Embryo		
	(Garwasana)	z.s.	30 Sek.
34	Sitzkniekuss		
	(Paschimottasana)	10 Sek.	1 Min.
35	Sitzender Einbeinkniekuss		
	(Janusirsasana)	15 Sek.	1 Min.
36	Gabelkreuzbiegehaltung		
	(Upavistha konasana)	z.s.	30 Sek.
37	Kaninchen		
	(Sasangasana)	10 Sek.	30 Sek.

Yoga-Praxis

Nummer der Übung		ZA	ZF
39	Kleine Schildkröte		
	(Kurmasana I)	1 Min.	2 Min.
51	Halbes Rad		
	(Triang mukhottanasana)	z.s.	1 Min.
52	Bogen		
	(Dhanurasana)	z.s.	1 Min.
56	Flacher Diamantenschlaf		
	(Paryankasana)	z.s.	1 Min.
65	Dreieck		
	(Trikonasana)	15 Sek.	1 Min.
66	Gabelkniekuss		
	(Parsvottanasana)	10 Sek.	1 Min.
67	Seitlicher Halbmond		
	(Parsa ardha jandrasana)	10 Sek.	30 Sek.
68	Kleiner König der Fische		
	(Ardha matsyendrasana I)	10 Sek.	2 Min.
S. 107	Kobra		
	(Bhujangasana)	10 Sek.	2 Min.
	Fisch		
	(Matsyasana)	10 Sek.	1 Min.
	Halbmond		
	(Ardha jandrasana)	10 Sek.	30 Sek.

c) Gelenkübungen:

15	Spagat		
	(Hanumanasana)	z.s.	30 Sek.
32	Lebenshaltung		
	(Pranasana)	z.s.	1 Min.
54	Frosch		
	(Mandukasana)	10 Sek.	1 Min.
56	Flacher Diamantenschlaf		
	(Paryankasana)	z.s.	90 Sek.
63	Adler		
	(Garudasana)	10 Sek.	1 Min.

Die Einheit von Leib, Seele und Geist

Nummer der Übung		ZA	ZF
	Omhaltung		
	(Omkarasana)	z.s.	1 Min.
	Ein-Fuß-Kopf-Sitz		
	(Ekapadasirsasana)	z.s.	1 Min.
	Rückenlotushandstand		
	(Utthita dwipadasirsasana)	z.s.	1 Min.
	Zwerg		
	(Vatayanasana)	z.s.	30 Sek.

d) Gleichgewichtsübungen (Konzentration):

19	Erhobener Standkniekuss		
	(Utthita padahastasana)	z.s.	30 Sek.
33	Hoher Sitzkniekuss		
	(Urdhva mukha paschimottasana)	10 Sek.	30 Sek.
63	Adler		
	(Garudasana)	10 Sek.	1 Min.
64	Standwaage		
	(Virabhadrasana)	10 Sek.	30 Sek.
72	Berg		
	(Goraksasana)	z.s.	15 Sek.
73	Baum		
	(Vrksasana)	15 Sek.	90 Sek.
75	Zehenspitzensitz		
	(Ardha padangusthasana)	15 Sek.	1 Min.
	Ein-Fuß-Kopfhaltung		
	(Durvasana)	z.s.	1 Min.

e) Umkehrhaltungen (Kreislauf/Stoffwechsel):

23	Halber Kopfstand		
	(Ardha sirsasana)	5 Sek.	15 Sek.
24	Kopfstand		
	(Sirsasana)	z.s.	2-3 Min.
27	Offene Kerze		
	(Viparita karani)	10 Sek.	90 Sek.

Yoga-Praxis

Nummer der Übung		ZA	ZF
28	Kerze		
	(Salamba sarvangasana)	10 Sek.	2 Min.
47	Tigersprung		
	(Bjaghrasana)	z.S.	30 Sek.
69	Handstand		
	(Hastabrikshasana)	z.S.	30 Sek.
	Skorpion		
	(Vrscikasana)	z.S.	30 Sek.
	Libelle (Likarasana)	z.S.	30 Sek.

f) Umkehr-Gelenk-Übungen:

25	Lotuskopfstand		
	(Urdhva padma sirsasana)	z.S.	1 Min.
26	Tiefer Lotuskopfstand		
	(Pinda sirsasana)	z.S.	1 Min.
29	Hohe Lotuskerze		
	(Urdhva padma sarvangasana)	z.S.	1 Min.
30	Tiefe Lotuskerze		
	(Pinda sarvangasana)	z.S.	1 Min.

g) Umkehr-Wirbelsäulen-Haltungen:

31	Pflug		
	(Halasana)	10 Sek.	1 Min.
41	Gabelkopfstand		
	(Biwaktapada padahastasana)	15 Sek.	1 Min.
76	Ur-Rune	30 Sek.	2-3 Min.
	Klassischer Kniekuss		
	(Padahastasana)	15 Sek.	2 Min.
S. 141	Kleiner Yogaschlaf		
	(Ardha nidrasana)	15 Sek.	2 Min.

h) Wirbelsäulen-Gelenk-Haltungen:

17	Yogamudra im Lotus	z.S.	1 Min.
18	Yogamudra in Schildkröte	30 Sek.	2 Min.

Die Einheit von Leib, Seele und Geist

Nummer der Übung		ZA	ZF
21	Sitzender Embryo		
	(Garwasana)	z.s.	30 Sek.
40	Mittlere Schildkröte		
	(Kurmasana II)	z.s.	1 Min.
42	Yogaschlaf		
	(Yoganidrasana)	z.s.	1 Min.
48	Haifisch		
	(Padma maharasana)	z.s.	1 Min.
57	Viereck		
	(Jatuskonasana)	10 Sek.	1 Min.
	Große Schildkröte		
	(Kurmasana III)	z.s.	1 Min.
	König der Fische		
	(Matsyendrasana)	10 Sek.	2 Min.

i) Bauchraum-Übungen:

43	Schwan		
	(Hangsasana)	15 Sek.	1 Min.
44	Pfau		
	(Mayurasana)	10 Sek.	30 Sek.
45	Pfauenlotus		
	(Padma mayurasana)	z.s.	30 Sek.
71	Leeratem		
	(Uddiyana)	6 Sek.	8 Sek.
71	Feuerreinigung		
	(Agni dhauti)	20 mal	bis 108 mal
93	Nabeleinrenkung		
	(Pavipurna navasana)	10 Sek.	0,5-1 Min.
S. 131	Schlangenatem		
	(Nauli)	z.s.	10 Sek.

j) Isometrische Krafthaltungen:

16	Sitzender Bogenschütze		
	(Akarna dhanurasana)	10 Sek.	30 Sek.

Yoga-Praxis

Nummer der Übung		ZA	ZF
38	Fingerstand-Beinwaage *(Angusthasana)*	z.S.	20 Sek.
47	Tigersprung *(Bjaghrasana)*	z.S.	30 Sek.
50	Heuschrecke *(Salabhasana)*	10 Sek.	30 Sek.
53	Tapferkeitshaltung *(Birwadrasana)*	10 Sek.	1 Min.
60	Stuhlsitz *(Utkatasana)*	10 Sek.	30 Sek.
70	Kleiner Handstand *(Ardha hastasana)*	z.S.	30 Sek.
80	Stehender Bogenschütze *(Birwadrasana I)*	10 Sek.	30 Sek.
	Storch *(Balasana)*	z.S.	30 Sek.
k) Atemübungen:			
71	Uddiyana (vollkommene Ausatmung mit Kehlverschluss)	6 Sek.	8 Sek.
71	Agni Dhauti (rhythmische Wiederholungen des Uddiyana) Ujjayi (Luft durch zusammengezogene Stimmritzen ziehen)	10 Sek.	15 Sek.
82	Schiefe Ebene (Zwerchfell-, Bauchmuskelstärkung)	30 Sek.	2 Min.
S. 118	Atem anhalten *(Kumbhaka)*		
	a) Oberes Kumbhaka	10 Sek.	30 Sek.
	b) Mittleres Kumbhaka	10 Sek.	30 Sek.
	c) Unteres Kumbhaka	15 Sek.	30 Sek.
S. 126	Kapalabhati (Luft ausstoßen; Gehirnwäsche)	10 Sek.	20 Sek.
	Bhastrika (schwacher Blasebalg)	15 Sek.	30 Sek.
	Bhastrika (starker Blasebalg)	8 Sek.	20 Sek.

Praktische Hinweise für das Üben

Praktische Hinweise für das Üben

Ich möchte Ihnen nun eine ganze Menge wichtiger Tipps geben, wie der therapeutische Yoga richtig und effektiv ausgeführt wird. Lesen Sie diese ruhig immer wieder einmal durch, damit sie Ihnen stets vor Augen sind. Die Hinweise sind in diverse Faktoren aufgegliedert, damit Sie deren jeweiligen Sinn besser zuordnen können.

Savasana – Toter Mann in Rückenlage

Nehmen Sie Savasana vor und nach jedem Üben in der S.A.T- Weise ein, jedoch nicht länger als zehn Minuten. Alle anderen Asana sind Endstellungen. Sie sollten unter Anleitung eines Yogalehrers oder einer Yogalehrerin in einzelnen Schritten eingeübt werden.
Körperhaltung: Sie liegen auf dem Rücken, die Arme sind leicht vom Körper weggewinkelt, die Handflächen nach oben geöffnet. Durch diese Totenlage der Arme ist der Schultergürtel entspannt. Die Zehen kippen nach außen, der Mund ist unmerklich offen, die Augen sind geschlossen und schielen ganz leicht in die Stirnmitte. Ihr Körper ist vollkommen regungslos, aber nicht erstarrt.
Wirkung: Beeinflusst Herz und Kreislauf positiv, bewirkt eine Introversion der Energie sowie einen Ausgleich der Körperenergien und lässt gebundene Nervenkräfte frei werden.

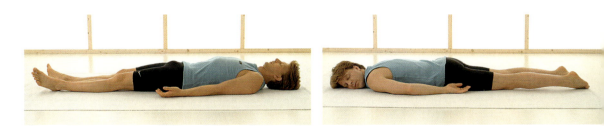

Advasana – Entspannung in der Bauchlage

Alternativ können Sie auch diese Position einnehmen.
Körperhaltung: Die Arme liegen neben dem Körper, der Kopf ruht in Seitenlage. Spüren Sie, dass Sie nicht mehr tiefer absinken können.
Wirkung: Ähnlich wie oben, vorwiegend jedoch beruhigend und stärkend für das vegetative Nervensystem. Empfehlenswert bei Einschlafproblemen.

Yoga-Praxis

Tipps für die optimale Wirkung der Asana

Therapeutischer Faktor

- Wichtiger als die Entspannung nach dem Asana ist die Entspannung im Asana.
- Üben Sie in einem gut gelüfteten Raum bei angenehmer Temperatur (22–24 °C Bodentemperatur), körperwarm und nackt (psychohygienischer und pranischer Effekt). Danach nicht baden, weil sonst die Nachwirkung, genauer der Nachhalleffekt, der vier bis fünf Stunden andauert, schlagartig abgebrochen würde.
- Wenn Sie auf die Ganzheit bei den Asana achten, dann verursacht jedes von ihnen Wirkungen in allen Organ- und Seelenbereichen des Menschen, auf grobstofflich anatomischer wie auch auf feinstofflich subtiler Ebene. Dazu gibt es Passstellen vom Grobstofflichen zum Feinstofflichen, die so genannten Cakren (siehe Seite 112).
- Die Biegsamkeit des Körpers ist auch eine Funktion des Stoffwechsels, wie umgekehrt die Biegsamkeit auf den Stoffwechsel einwirkt. In der Ansatz- und Ursprungssehne lagern sich Stoffwechselgifte ab. Durch Dehnen werden sie mobilisiert und abgebaut.
- Die Schwerpunkte des Übens bilden die beiden Wendepunkte oder Grenzmarken des Körpers: Kopf und Füße. Der Fuß ist der negative Pol, sein körperlicher Gegenspieler ist der Kopf als geistiger Pol. Das Wurzel-(Muladhara-)Cakra in der Steißgegend vertritt den Fuß, das Ajna-Cakra im Thalamus den Kopf.
- Das Wissen um die Tonisierungspunkte (Pressen) und die Sedativpunkte (Dehnen) bei den Asana ist wichtig. Die Tonisierung durch Pressen bewirkt eine Energiesteigerung betreffender Körperteile; die Sedierung durch Dehnen bewirkt einen Energieausgleich; dieser beweist, dass die Asana eine Akutherapie (siehe Seite 172) von innen sind. Der »geistige« Yoga beginnt mit den Asana. Ausgang und Mittelpunkt ist die Entspannung.
- Jedes Asana besitzt genaue Stellungselemente wie die Winkelstellung der Füße zueinander oder die Haltung des Rumpfes zu sich selbst in bestimmten Ebenen.

Warnung vor zu langem Üben!

Jeder Anfänger meide ein »Marathon-Üben«. Wer lange üben will, verteile dies über den ganzen Tag (fraktionierte Übungsmethode). Das gleiche gilt für die einzelnen Asana. Statt zu lang in einer Haltung zu verweilen, wiederholen Sie diese lieber kürzer und öfter. Bei dreifacher Wiederholung eines Asana ergibt sich: erst Einstimmung, dann Vertiefung und schließlich Festigung (Konditionierung) der heilsamen Asana-Wirkungen.

Praktische Hinweise für das Üben

Tipps für die Übungszeiten

Zeitfaktor

- Alle Asana werden mit einer Übungsdauer von 15 Sekunden begonnen und bis höchstens 2 Minuten (nur im Ausnahmefall mehr) ausgehalten. Dabei gibt es einen Höhepunkt der organ-reaktiven Wirkung, die Klimax, die das höchste Reaktionspotenzial der Organe bedeutet.
- Therapeutisch geübt werden sollten nie mehr als 6 bis 12 Asana in einer Übungsstunde.
- Die beste Übungszeit ist morgens, aus Hygienegründen nüchtern. Dann nochmals abends vor dem Schlafengehen; beachten Sie, dass Sie einen leeren Magen haben!
- Sollen die Asana vertieft therapeutisch wirken, dann wählen Sie diese im Einklang mit der Chinesischen Organuhr (siehe auch Seite 110) aus. Diese zeigt auf, welche Organe während der ausgewählten Tageszeit überdurchblutet werden.

Organuhr
1. Anregungszeiten

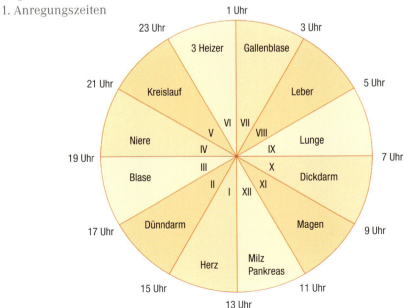

Yoga-Praxis

Tipps für die Yoga-Technik

Technischer Faktor
- Es gibt beim Üben der Asana zwei Zustände: den artistischen, der Gelenkigkeit voraussetzt und den eigentlich asanischen, den entspannten oder yogischen Zustand.
- Ein Asana besteht aus drei Phasen, wobei der Kern die yogische Phase ist:
1. Dynamische Phase, Sie gehen in die Haltung hinein.
2. Entspannende, meditative, yogische Phase, das Darinnensein in einem Asana.
3. Schlussphase des dynamischen Herausgehens.
- Ein technisches Problem bereiten die Übergänge von einem zum folgenden Asana. Deshalb brauchen wir Asana-Reihen (siehe Seite 42). Dabei lautet der Grundsatz: erst die Haltung – dann die Gegenhaltung; oder eine Beugung in eine Dehnung übergehen lassen oder den geringsten Kraftaufwand für das Einnehmen des folgenden Asana, den so genannten Fließsatz, anwenden. Außerdem sollte das Heraus- und Hineingehen in die einzelnen Asana-Folgen tierisch-hindurchdehnend und nicht mechanisch-bewegt sein. Der Übende gelangt also harmonisch-ästhetisch von einem Asana zum nächsten.
- Kernstück des Übens ist die Zweiseitigkeit. Trainieren Sie stets mit Nachdruck Ihre schwächere Seite. Das fördert nicht nur Ihre körperliche Leistungsfähigkeit, sondern stärkt Ihre energetische Aufladung sowie Ihren moralischen Charakter.
- Asana und Pranayama zusammen üben, nur das Einstudieren erfolgt hintereinander.
- Der Yogi übt ohne Krücken, er braucht keine fremden Hilfen, keine Wände.
- Halten Sie Ihre Wirbelsäule unbedingt senkrecht gerade. Sie ist die zentrale Achse, der Stab des Meru, die Erdachse des Körpers. Steißbein, Wirbelsäule und Nacken bilden eine Gerade. Steht die Wirbelsäule beim Sitzen senkrecht, dann befindet sie sich in einem schwebenden Gleichgewicht, der meditativen Ruhehaltung (siehe Seite 21).

Immer durch die Nase atmen
Vergessen Sie die Atmung in der yogischen Phase des Asana nicht! Grundsätzlich wird durch die Nase geatmet. Die Regel ist der so genannte senkrechte Atem mit leicht kontrollierter Bauchwand, damit es zu einer Rundum-Atmung, das heißt einer Bauch-, Flanken- und Rückenatmung kommt. Atmen Sie in haltungsblockierte Körperstellen hinein. Dehnen Sie das Ausatmen stets ein wenig über die natürliche Länge aus. Atmen Sie passiv (eshaft) aus und lassen Sie sich in die Ausatmung gleichsam hinabsinken.

Praktische Hinweise für das Üben

Tipps für die rechte Gesundheitspflege

Hygienischer Faktor

- Einmal in der Woche sollten Sie mit dem Üben aussetzen (nicht Fanatismus, sondern Rhythmus!) und alle Sportarten im ersten halben Jahr einstellen (Stausee-Prinzip).
- Der Erfahrene schätzt den 6-Tage-Rhythmus des Übens. Ist dies zu viel, dann üben Sie mindestens an jedem dritten Tag. Bei einer längeren Unterbrechung lässt die erreichte Wirkung nämlich schnell wieder nach. Außerdem verliert der Mensch bei einer länger als drei Tage dauernden Pause etwa ein Fünftel seiner maximalen Muskelkraft.
- Bei den Asana ist der Schmerz unser Freund; er muss sich mit der Zeit in ein Wohlgefühl umwandeln. Das ist das verlässliche Zeichen für richtiges Üben. Der Anfänger sollte an seine Schmerzgrenze langsam herangehen.
- Schränken Sie Geschlechtsverkehr im ersten halben Jahr stark ein, denn auch hier gilt das Stausee-Prinzip.
- Beachten Sie das Arndt-Schultz-Gesetz: leichte Reize fördern die Lebenskraft, stärkere hemmen sie und stärkste zerstören sie.
- Oberstes Ziel ist die Entspannung (S.A.T.) in einem Asana; sie ist die wichtigste Wirkung der Yoga-Haltung. Mittelpunkt jedes Asana ist das entspannte Gesicht nach den S.A.T.-Grundsätzen (siehe Seite 12).
- Üben Sie nie mit vollem Bauch, sondern frühestens zwei bis drei Stunden nach einer Mahlzeit. Keine Zigaretten, kein Alkohol! Vegetarismus schadet nicht.

> ### Ziel ist die innere Harmonie
> Durch das Üben der Asana soll neben der Gesundung die Freiheit der Persönlichkeit und des Denkens (antisektiererischer Effekt) erreicht werden. Ziel des rein körperlichen Übens ist die Harmonie des animalischen Nervensystems mit dem autonomen.

- Jede Belastung eines Hautfeldes mit Scham (Kleidung) als Tabu führt auf die Dauer zu Tonusfixierungen der Muskulatur, zu Arrhythmien (Unregelmäßigkeiten) der Atmung und zu Haltungs- und Bewegungsfehlern, die uns nicht bewusst werden. Diese wirken sich vor allem auf die Beckenbodenmuskulatur, den mitmenschlichen Umgang und die Partnerfindung sowie -bindung bionegativ aus. Tabufelder des Körpers werden durch bewusste Entspannung wieder neu sensibilisiert, die Tiefenseele wird geheilt.

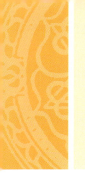

YOGA-PRAXIS

Die fünf Prinzipien der Asana

- Entspannung
- Dehnung (mit Drehung)
- Pressung
- Isometrik
- Schwerkraft

In allen Asana ist die Gestalt der wirkende Faktor. Yogatherapie ist also eine Gestalt-Therapie. Jede Pressung bewirkt eine Energiesteigerung der betroffenen Körperregion.

Die kontemplative Versenkung beim Üben

Meditativer Faktor

- Jedes Asana hat seinen besonderen Punkt im Körper, wohin der Übende während der yogischen Phase seine Aufmerksamkeit rhythmisch lenkt. Das ist die Asana-Körpermeditation. Ich verstehe darunter eine wellenhafte Hinführung der Aufmerksamkeit zur betreffenden Stelle des Körpers. Bei der Ausatmung endet jeweils diese meditative Hinführung, um mit der Einatmung erneut zu beginnen.
- Durch die Entspannung bringt der Übende seine Aufmerksamkeit zuerst in die Muskulatur, dann in das Leibesinnere zu den Organen und zuletzt in die Knochen. Er versinkt durch die räumliche Grenze des Bodens (Entspannungseffekt) und scheint frei im Raum zu schweben, geistig im Akasha. Er weiß nicht mehr, wo er ist. Jetzt wirken genau dosierte Stressoren auf die Organfunktionen ein. Der Übende steigert sich später durch die Entspannung (S.A.T.) geistig in die Sphäre der magischen (imaginativen) Bilder. Das Bewusstsein setzt heilsame Bilder, die sich im Alltag leiblich verwirklichen.
- Das S.A.T. soll nicht länger als 10 Minuten dauern, weil sonst ein zu großes Absacken des Kreislaufes erfolgen kann. Das Ende des Asana-Übens ist gleich dem des S.A.T. Das Wiedererwachen erfolgt über das Hindurchdehnen und Straffen durch die Atmung. Die Formel für den Wachtonus lautet: »Das Wohlgefühl hält lange an«.

> ### Das Wichtigste auf einen Blick
> Im Yoga ist alles auf Jahre angelegt. Wer durch die Asana gesund werden will, braucht genauso viel Zeit für das Üben wie jener, der in Form bleiben möchte. Die Anregungen müssen stets gleich bleibend sein. Das Training soll täglich zur gleichen Zeit stattfinden. Der Zeitraum für einen Übungszyklus soll genauso sein wie für die einzelnen Asana.

Praktische Hinweise für das Üben

- Die Versöhnung mit unserem Körper, die vor allem im Savasana (siehe Seite 35) oder im Lotussitz (8) erreicht wird, bedeutet auch ein wohlwollendes Sprechen mit unseren Organen. Beispiel: »Herz schlägt kräftig und gleichmäßig ruhig!«

Das sinnvolle Üben

Praktischer Faktor

- Schmerz ist ein Signal des Ungleichgewichts. Er kann auch dann vorhanden sein, wenn er noch unter der Empfindungsschwelle liegt. Erst im speziellen Asana wird er frühdiagnostisch entdeckt und ist Indikator (Hinweis) einer organischen Asymmetrie oder Fehlpolarisation. Bei extrem negativer Polarisation tritt der Tod ein.
- Betreten Sie einen Übungsraum, so erleben Sie vielleicht folgendes: Der Übende liegt auf seiner dreifach gefalteten Decke mit dem Kopf nach Norden. Seine Wirbelsäule berührt in natürlicher Form ganz den Boden. Die Handflächen sind nach oben geöffnet, die Arme liegen in der Gekreuzigthaltung, die Ellenbogen am Boden. Die Augen sind geschlossen; leichtes Stirnschielen der Augen, der Mund ist unmerklich (drei Millimeter) geöffnet. Ausgang und Mittelpunkt jeder Entspannung ist das Gesicht (Hirnnerven).
- Der Übende macht sich die Atmung bewusst. Einatmung »ichhaft«, Ausatmung passiv »eshaft«, keine atemrhythmische Beeinflussung! Die Ausatmung wird leicht verlängert, ihr folgt ein unteres Kumbhaka, das heißt die Atembewegung steht still. Das lässt zum Beispiel Asthma verschwinden. Bei der Ausatmung sinken alle beteiligten Atemmuskeln entspannend in den Bauchraum. Der Übende erlebt seinen Körper entlastet.
- Durch Rütteln wird der Körper des Übenden vorentspannt. Dann kann er nach Savasana (siehe Seite 35) mit Malasana (61) beginnen, seine Wirbelsäule zu dehnen. Diese Übung ist geeignet, rasch gelenkig zu machen.
- Für die Praxis brauchen wir Übungsreihen. Diese fordern durch ihren therapeutischen Zusammenhang die Gesundheit. Bekannt sind diese: die 7 Besten von Feuerabendt, die Rishikesh-Reihe, die Reihenfolge von Sacharow und Lindenberg und die Cakrasana-Reihe von Feuerabendt. Bei den Reihen von Sacharow und Lindenberg fehlt der therapeutische Zusammenhang.

> **Warnung vor wahllosem Aneinanderreihen!**
> Es ist nicht damit getan, einfach eine Yogahaltung an die andere zu reihen. Ein guter Yogatherapeut muss wissen, wie eine Haltung durch ihre vorausgehende und durch die nachfolgende zu höherer therapeutischer Wirkung gebracht werden kann.

Yoga-Praxis

Die 7 Besten und weitere Asana-Reihen

Als kürzeste, den yogatherapeutischen Grundsätzen entsprechende Asana-Reihe gilt eine von mir entwickelte folgerechte Reihe, »die 7 Besten«. Hier finden sich die fünf Haltungsprinzipien der Asana. Die Reihe ist wie das Sonnengebet (siehe Seite 105) sehr gut geeignet für Menschen, die wenig Zeit haben, zum Beispiel Manager, die aber dennoch ihren Körper gesund und fit erhalten wollen. Wie lang Sie in jeder Haltung bleiben sollen, können Sie in der Tabelle der Übungsdauer (siehe ab Seite 28) nachlesen.

Die 7 Besten

Beginn: 1. Savasana (Seite 35)
2. Kerze (28)
3. Kleiner König der Fische (68)
4. Sitzkniekuss (34)
5. Kobra (Seite 107)
   a) seitlich rechts und links
   b) in die Bauchlage (normal)
6. Kopfstand (24)
Ende: 7. Advasana (Seite 35)

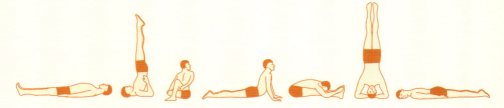

Die neue Rishikesh-Reihe

Beginn: Savasana (Seite 35)
1. Kleiner König der Fische (68)
2. Kerze (28)
3. Pflug (31)
4. Halber Fisch (Seite 142)
5. Sitzkniekuss (34)
6. Kobra (Seite 107)
   a) seitlich links und rechts
   b) in der Bauchlage (normal)
7. Heuschrecke (50)
8. Bogen (52)
9. Bauchlage (S. 35 als Zwischenentspannung)
10. Leeratem (71)
11. Kopfstand (24)
Ende: Advasana (Seite 35)

Die 7 Besten und weitere Asana-Reihen

Die Cakrasana-Reihe

Das ist eine leichte bis mittelschwere Asana-Reihe, die ungefähr 90 Minuten dauert. Sie wurde in der Ersten Deutschen Yogaschule (E.D.Y., 1921 durch Boris Sacharow gegründet) von mir entwickelt. Die Abkürzung »rl.« bedeutet beidseitig.

1. Standentspannung (74)	21. Rückenlage (Seite 35)
2. Is-Runen-Dehnung (79)	22. Schiefe Ebene (82)
3. Baum (73)	23. Liegendes Dreieck, rl. (88)
4. Ur-Rune (76)	24. Klammer, rl. (90)
5. Dreieck (65)	25. Liegender König der Fische, rl. (91)
6. Startdrehhaltung, rl. (81)	26. Savasana als Vorbereitung zur Kerze (Seite 35)
7. Großer Katzenbuckel	27. Vorbereitung zur Kerze 2
8. Bauchlage (Seite 35)	28. Vorbereitung zur Kerze 3
9. Halbe Heuschrecke, rl. (49)	29. Vorbereitung zur Kerze 4
10. Krokodil	30. Kerze (28)
11. Ellbogenkobra	31. Pflug (31)
12. Schwebende Kobra	32. Kleiner Yogaschlaf
13. Bogen (52)	33. Halber Fisch (Seite 142)
14. Gestreckte Katze (86)	34. Entspannung des Meisters (92)
15. Kleine Schildkröte (39)	35. Nabeleinrenkung (93)
16. Yogamudra (18)	36. Sitzendes Dreieck, rl. (94)
17. Kaninchen (37)	37. Kleiner König der Fische, rl. (68)
18. Panther (87)	38. Sitzkniekuss (34)
19. Offener Sattelsitz	39. Großer Tisch
20. Flacher Diamantenschlaf (56)	40. Savasana (Seite 35)

Yoga-Praxis

Einteilung der Asana nach ihren Heilwerten

Die Zahlen beziehen sich auf die nummerierten, fotografierten Übungen ab Seite 50 und die Asana für Schwangere (S1–S12) ab Seite 140.

Organbereiche

Hirn: 24 - 25 - 27 - 28 - 30 - 31 - 37 - 39 - 69 - 47 - 55 - 78 - 76 - 86 - S5 - S. 35 - Sonnengebet Stellung 4 und 7
Darm Dehnung (sedierend): 20 - 56 - 76 - 86 - 93 - 99 - Sonnengebet Stellung 6
Darm Pressung (tonisierend): 17 - 33 - 34 - 39 - 40 - 59 - 71 - 90
Leber/Milz: 17 - 32 - 33 - 34 - 52 - 59 - 60 - 71 - 93
Herz: 55 - 27 - 71 - 100 - S. 35
Lunge: 12 - 17 - 28 - 30 - 31 - 34 - 39 - 55 - 56 - 71 - 95 - Sonnengebet Stellung 6
Nieren: 50 - 52 - 67 - 77 - 84 - 87 - 99 - S. 35 - Sonnengebet Stellung 6
Magen: 32 - 46 - 54 - 59 - 62 - 71 - S. 35
Kreislauf: 16 - 21 - 33 - 34 - 36 - 40 - 41 - 42 - 63 - 66 - S. 35

Drüsenbereiche

Endokrine Drüsen
Hypophyse: 24 - 25 - 28 - 30 - 41
Keimdrüsen: 24 - 25 - 55 - 63
Schilddrüse: 28 - 31 - 37 - S4
Nebennieren: 12 - 49 - 50 - Sonnengebet Stellung 6

Exokrine Drüsen
Bauchspeicheldrüse: 35 - 43 - 44 - 45 - 71
Leber/Galle: 17 - 32 - 59 - 71 - S. 35
Keimdrüsen: 4 - 24 - 25 - 53 - 63
Speicheldrüsen: 58

Sonderfall
Lymphdrüsen: 17 - 59 - 77

Einteilung der Asana nach ihren Heilwerten

Allgemeine Krankheitsbereiche

Asthma (bronchiale): 10 - 12 - S. 35 - Sonnengebet Stellung 6
Depressionen: 22 - 24 - 47 - 50 - S. 35
Diabetes: 31 - 35 - 43 - 44 - 45 - 71 - 91
Fettansätze: 50 - 57 - 65 - 67
Füße: 2 - 3 - 8 - 9 - 39 - 61 - 73 - 75
Galle: 43 - 44 - 59 - 71 - 90
Hämorrhoiden: 30 - 37 - 52 - 54 - 63 - 69 - S4
Hypotonie: 28 - 52 - 62 - 63 - 65 - S. 35
Knie: 6 - 7 - 8 - 9 - 11
Verstopfung: 39 - 43 - 44 - 59 - 61 - 71
Schlaflosigkeit: 4 - 24 - 25 - 39 - 48 - S. 35
Kopfschmerzen: 12 - 24 - 28 - 39 - S4
Stress: 39 - 100 - S4 - S. 35 - S.A.T. S. 12
Müdigkeit/Mattigkeit: 28 - 63 - S. 35 - Sonnengebet Stellung 5
Halswirbelsäule: 4 - 28 - 31 - 37 - 55 - 68 - 76 - S5
Prostata: 3 - 4 - 7- 49 - 50 - 54 - 71 - Sonnengebet Stellung 3 und 8
Gleichgewicht (Krebsvorbeugung): 24 - 27 - 28 - 31 - 37 - 53 - 60 - 63 - 69 - 99 - Sonnengebet Stellung 4 und 7
Hüftgelenke: 2 - 5 - 6 - 7 - 8 - 9 - 11 - 34 - 39 - 54 - 57 - 61 - 65 - 68 - 87 - 91 - 99
Krampfadern: 16 - 24 - 28 - 47 - 69 - S4 - S.A.T-Dehnen S. 12
Konzentrationsschwäche: 13 - 24 - 25 - 33 - 47 - 62 - 63 - 64 - 70 - 72 - 73 - S. 35
Menstruation: 24 - 28 - 52 - 57 - 80 - 86 - 87
Nieren: 28 - 31 - 49 - 50 - 52 - 56 - 65 - 68 - 71 - Sonnengebet Haltung 6
Rheumatismus: 4 - 8 - 9 - 11 - 12 - 20 - 32 - 48 - 54 - 59 - 62 - 68 Sonnengebet Stellung 6
Rückenschmerzen: 68 - 76 - 78 - 79 - 80 - 85 - 88 - S.A.T. S. 12
Erkältungen: 24 - 31 - 55 - S5 - Sonnengebet Stellung 4 und 7
Halskrankheiten (Mandeln): 28 - 31 - 37 - 58 - S4
Faltenbildung: 24 - 28 - 37 - 39 - 55 - S.A.T. S. 12
Leber: 32 - 43 - 44 - 59
Magen: 37 - 43 - 44 - 52 - 54 - 59 - 71

Das Sonnengebet (siehe Seite 106/107), Jalandhara bandha und Uddiyana bandha (siehe Seite 122) sind am Schluss jeder Reihe empfehlenswert.

Yoga-Praxis

Technik und Heilwirkungen der Asana

Die Asana-Gestalten, ihre einzelnen Gebärden und Heilwirkungen, sind aus diesen Beschreibungen zu ersehen:
1. Jedes Asana besteht aus drei Teilen: zwei dynamisch-gymnastischen, dem Hinein- und dem Herausgehen sowie dem Mittelstück, dem eigentlichen Asana, der Gestalt-, Ruhe-, Entspannungs-, Konzentrationslenkungs-, Imaginations- und Atemphase.
2. Sinken Sie ausatmend in jedes Asana hinein. Beim Herausgehen, bei der Auflösung des Asana, atmen Sie ein. Die dynamisch-gymnastischen Phasen werden grundsätzlich behutsam dehnend, nicht mechanisch vollführt.
3. Beachten Sie beim Verweilen im Mittelstück die Übungsdauer (siehe Seite 28). Ein Überschreiten vermindert oder zerstört die heilsame Nachwirkung eines Asana. Flüchtiges Üben hingegen bringt zu wenig.
4. Die Körpergestalt eines Asana wirkt durch sich selbst. Wird es vom Empfinden ausgefüllt, steigert sich sein Heilwert. Außerdem ist die Gestalt des Asana wie eine Antenne, die aus dem Kosmos unendlicher Organmöglichkeiten und äußerer Kräfte die eine Potenz herausfiltert, die für das Asana als Heilkraft zutrifft.
5. Jede Haltung soll möglichst vollkommen regungslos (siehe S.A.T-Regeln Seite 12) eingehalten werden, ohne deshalb zu erstarren. Aus dieser Regungslosigkeit resultiert die Introversion (Zurücknahme) der Energie. Zu ihr gehört das leichte Hineinschielen der Augen in die Stirnmitte, um Gedankenruhe zu erreichen.
6. In der Beherrschung von Anspannung und Entspannung zur Auflösung aller Verspannungsfelder findet sich eines der Hauptbestandteile des Asana. Die Auflösung jeglicher Verspannung wirkt auch in die seelisch-geistigen Einstellungen hinein. Das Entspannen im Asana führt zum schöpferischen Erleben der Polarität von Anspannung/Entspannung bei Überwindung der chronischen Verspannungen des Alltags. Technisch wird die Entspannung durch das Hinabsinken in die Ausatmung begonnen und verstärkt.
7. Im Asana ist es erforderlich, dass neben der allgemeinen Gestalterfassung noch eine besondere Hinlenkung der Aufmerksamkeit mit Heilvorstellungen an bestimmte Körperstellen erfolgt.
8. Der Übende lenkt über geistige Atemführung rhythmisch seine Aufmerksamkeit in bestimmte Körperteile (Organe, Muskeln, Knochen, Gelenke). Dies wird durch die körperliche, muskuläre Atembewegung unterstützt. So kann er leicht in Körperblockaden hineinwirken. Er »durchatmet« die Körperteile geistig, beispielsweise die Nieren in der Kobra, so wie es bei den Asana vorgeschrieben ist.

Technik und Heilwirkungen der Asana

9. Legen Sie in den dynamischen Phasen auf das tierische Hindurchdehnen wie auf das Pressen ein besonderes Augenmerk.
10. Um ein Asana erfolgreich therapeutisch auszuschöpfen, bedarf es heilsamer Vorstellungen: Asana besitzen einen umfassenden Gesundheitswert; außerdem bringt jedes noch einen besonderen therapeutischen Nutzen, beispielsweise eine positive Beeinflussung des Blutdrucks oder der Atemfunktion und anderes.
11. Außer bei einigen Gleichgewichtsübungen, die der Konzentrationssteigerung dienen, werden die Augen immer geschlossen gehalten. So spüren Sie Ihren Körper und können ein heilsames Wohlgefühl bewusst an alle Stellen lenken. Es ist falsch, wenn Sie nur mechanisch üben.
12. »Ich atme Kraft ein und das Wohlgefühl der Ruhe aus.« Glauben Sie nicht, einen inneren Vorrat an Schmerzen und Sorgen heraus- und wegatmen zu können. Das ist ein imaginativer Irrtum. Sie müssen Ihre bisherige Vorstellung umkehren und Schmerz sowie Sorgen durch Wohlgefühl ersetzen.
13. Neben der geistigen Atemführung wird jedes Asana von einer körperlichen Atembewegung bestimmt. Diese ist die Rundum-Atmung (siehe Seite 118) bei leicht kontrollierter Bauchwand mit sanfter Druckführung auf den After. Sie wird in jedes Asana mit hineingenommen und in die verschiedenen Körperblockaden hineingeatmet. Falsch wäre es, ohne Atembeherrschung zu üben.
14. Jedes Asana setzt sich durch seine Gestalthaltung den Alltags-Fehlhaltungen wirksam entgegen. Dabei kommt es nicht auf krankengymnastische Perfektion an. Die Gestaltbausteine eines Asana werden auch beim einfachsten Üben beachtet, zum Beispiel die Stellung der Füße zueinander und zum Körper. Sehen Sie die Asana also nicht als eine Art Krankengymnastik an!
15. Das schwierigste aller Asana ist die Ausdauer, das heißt täglich Asana zu üben. Es ist die große Schule der Selbsterziehung zum Menschen.
16. Jedes Asana besitzt doppelte Heilwirkung: eine spezielle, vordergründige und eine allgemeine, ganzheitliche. Diese zielt nicht auf eine bestimmte, diagnostisch scharf abgrenzbare oder erfassbare Krankheit hin, sondern auf die »eine« Gesundheit. Darauf kommt es bei einer richtig angewandten Yogatherapie an.
17. Das Asana-Üben ist Ihr Beitrag zur Selbstverantwortung für Ihre eigene Persönlichkeit, Ihr eigenes Schicksal. Das heißt, Sie als Patient erziehen sich zur Heilmündigkeit. Sie suchen dann die Schuld für Ihre Leiden nicht mehr bei anderen, sondern zuerst bei sich selbst, und Sie tragen durch die Yogatherapie von nun an Ihr Teil dazu bei, sich von Ihren Schattenseiten zu befreien.

Die Asana

Die Asana und ihre Wirkungen

Die Asana und ihre Wirkungen

Alle hier gezeigten Haltungen sind Endstellungen, denen Sie sich im Laufe der Zeit durch Übung immer gekonnter annähern werden. Daher ist die Entspannung stets wichtiger als die Perfektion! Kein Asana wird sofort beherrscht werden. Im Yoga brauchen Sie Geduld, die schließlich den Erfolg garantiert.

Beachten Sie, dass beim Üben alles auf die Anpassungsfähigkeit des Körpers abgestimmt sein soll. Trainieren Sie nicht ohne Lehrer. Sein Vorbild wirkt immer förderlich. Der Schnellste ist der Langsame, denn nur durch das unendliche Nachgeben gelangen Sie zur Meisterschaft. Beim Üben bilden Leib, Seele und Geist eine Wirkungseinheit. Treten Schmerzen auf, dann zeigt dies ein Ungleichgewicht an. Durch das unendliche Nachgeben beim Hineingehen in die Schmerzbereiche eines Asana löst sich der Schmerz auf und damit die betreffenden Krankheitsfelder. Werden Sie müde, sollten Sie aus der Übung wieder herausgehen.

Die Asana

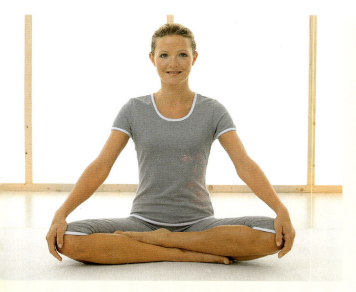

Übung 1
Samasana – Gleichehaltung

Wirkung: Eine heilsame Stellung für Frauen. Sie bewirkt die Entspannung der Beckenbodenmuskulatur und eine Lockerung der Knie- und Hüftgelenke; außerdem ist sie wichtig für die pranische Tiefatmung.

Übung 2
Swastikasana – Hakenkreuzsitz

Wirkung: Auch diese Haltung ist für Frauen sehr empfehlenswert. Sie entspannt die Beckenbodenmuskulatur und lockert die Knie- und Hüftgelenke. Zudem bewirkt sie eine Verbesserung des Fußkreislaufs und erwärmt dadurch die Füße. Wie Samasana ist sie wichtig für die pranische Tiefatmung.

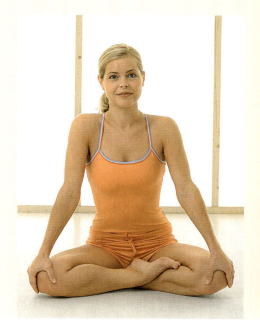

Übungen 1 bis 3

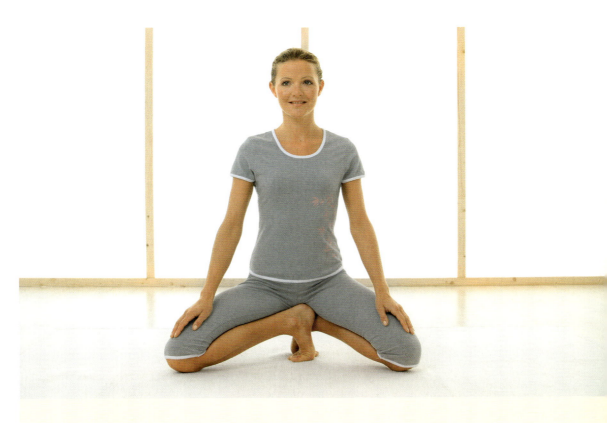

Übung 3
Siddhasana – Schmerzsitz/Erfolgssitz

Wirkung: Dieses Asana hat eine ähnliche Wirkung wie Samasana und Swastikasana. Es kommt darüber hinaus zu einer Dehnung der Fußareale, der Reflexzonen. Die Beeinflussung der großen Zehen wirkt heilsam für die Wirbelsäule. Steht dazu die Ferse im After und übt Druck aus, so ist das gut gegen Hämorrhoiden. Sämtliche Organe werden angeregt. Siddhasana ist eine gute Haltung für Mula bandha (siehe Seite 122).

Die Asana

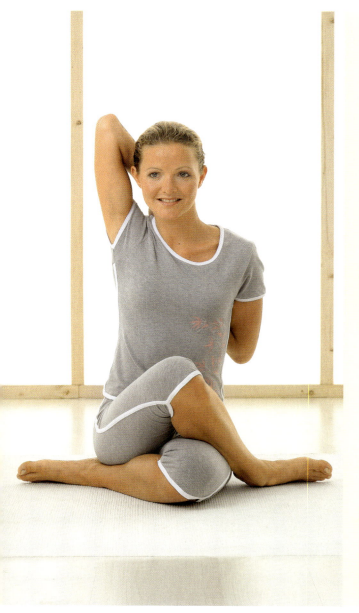

Übung 4
Gomukhasana – Kuhgesicht

Wirkung: Nur kurz, also eine Minute geübt, regt die Haltung die Sexualität an. Gliederschmerzen und Rheuma werden heilsam beeinflusst. Die Übung lockert den Schultergürtel und die dadurch beeinflussten Segmente der Wirbelsäule. Auch die Hüftgelenke werden beweglicher. Es kommt zu einer Dehnung der Schultern, der Oberschenkel und der Flanken.

Gomukhasana – Kuhgesicht
(Rückansicht)

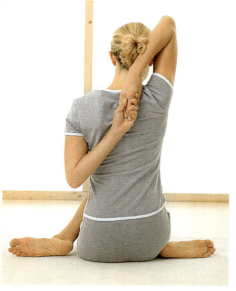

Übungen 4 bis 6

Übung 5
Bajrasana – Gleichseitiges Dreieck

Wirkung: Eine Übung für Frauen; sie stellt eine gute Hilfe bei der monatlichen Blutung dar. Sie bewirkt außerdem eine Spreizung der Hüftgelenke und eine Dehnung der inneren Oberschenkel, gleichzeitig wird der Schultergürtel gelockert und der Beckenraum besser durchblutet.

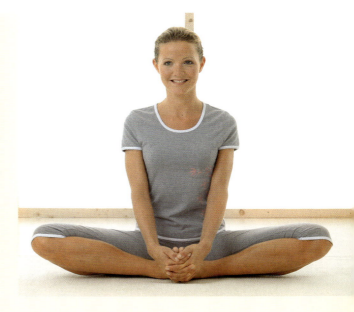

Übung 6
Sukhasana – Schneidersitz

Wirkung: Wirkt wie Samasana (1) und Swastikasana (2). Sie ist heilsam besonders für Frauen, entspannt die Muskulatur des Beckenbodens, lockert die Knie- und Hüftgelenke und ist wichtig für die pranische Tiefatmung.

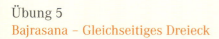

Die Asana

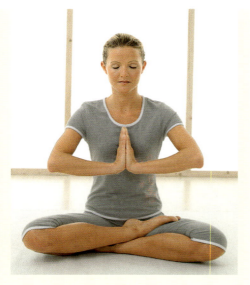

Übung 7
Ardha padmasana – Halber Lotussitz

Wirkung: Genauso wie beim Lotussitz (8). Auch dieser ist als Meditationssitz geeignet, weil eine verstärkte Blutzufuhr zum Gehirn stattfindet. Zudem wird die Wirbelsäule senkrecht im schwebenden Gleichgewicht gehalten, was für die Meditation sehr günstig ist, weil die Energie ungehindert fließen kann.

Übung 8
Padmasana – Lotussitz

Wirkung: Der Lotussitz ist für die Meditation bestens geeignet. Es findet eine verstärkte Blutzufuhr zum Gehirn statt. Er ist außerdem gut für die bioelektrische Aufladung und die Polarisierung der Energie. Weiterhin wird die Gelenkigkeit von Beinen und Füßen verbessert, die Wirbelsäule gekräftigt und die Organdurchblutung angeregt. Die Kopfnerven erfahren eine Stärkung. Die Hände sind auf diesem Foto im Jnana mudra.

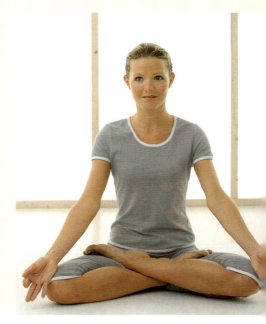

Übungen 7 bis 10

Übung 9
Karmasukhasana – Leichtehaltung

Wirkung: Gleicher Effekt wie beim Lotussitz (8). Es findet ebenfalls eine verstärkte Blutzufuhr zum Gehirn statt. Die Haltung ist gut für die bioelektrische Aufladung und die Polarisierung der Energie. Zudem verbessert sie die Gelenkigkeit von Beinen und Füßen, sie kräftigt die Wirbelsäule und regt die Organdurchblutung an.

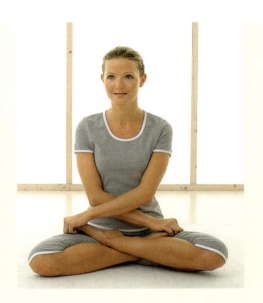

Übung 10
Baddha padmasana – Lotus-Umgriff

Wirkung: Diese Haltung ist nur möglich, wenn Sie sehr gelenkig sind, vor allem im Schulterbereich. Sie wirkt einer Kyphose (konvexen Krümmung der Wirbelsäule) entgegen und verbessert durch die Brustkorbdehnung Asthma. Es kommt außerdem zu einer Beeinflussung der Spinalnerven (Rückenmarksnerven).

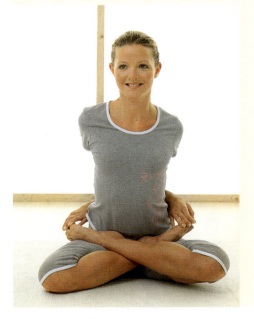

Die Asana

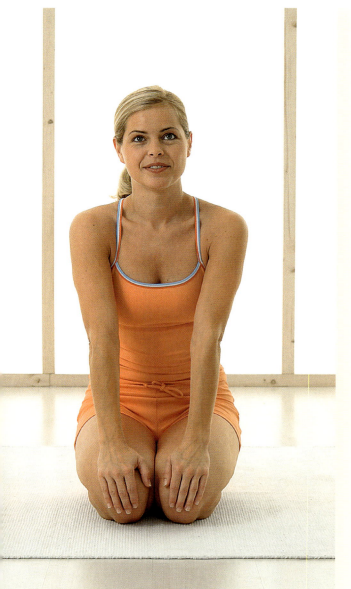

Übung 11
Vajrasana – Diamantensitz

Wirkung: Dies ist ein wohltuender Sitz am Morgen und nach sportlichen Anstrengungen oder nach langem Stehen und Gehen. Er bewirkt den klassischen Blutverschluss in den Beinen und somit eine Verbesserung der Beindurchblutung, der Knie-, Fuß- und Hüftgelenke. Das hilft bei Krankheiten wie Arthritis und Ischias-Beschwerden. Die Verdauung kommt in Schwung. Daher wird der Diamantensitz auch »Verdauungssitz« genannt. Vajrasana ist geeignet für Mula bandha (siehe Seite 122) und als Ersatzhaltung für Padmasana, den Lotussitz (8). Es findet eine biopositive Polarisation statt.

Übungstipps: Nach dem Asana sollten Sie in die Gegenhaltung gehen und die Beine hochheben. Sie können aber auch in die Kleine Schildkröte (39) herabsinken.

Übungen 11 bis 13

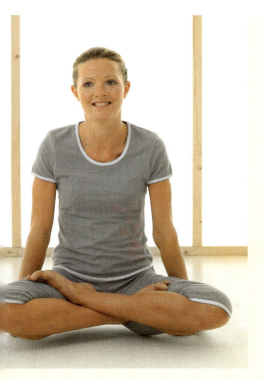
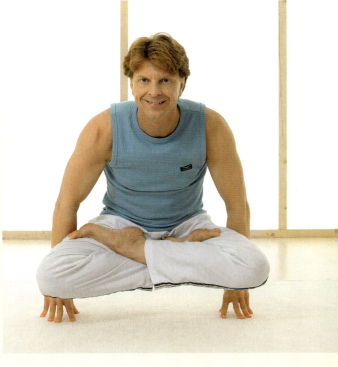

Übung 12
Tolasana – Einfacher Lotushahn

Wirkung: Ähnlich wie beim Lotussitz (8) findet eine verstärkte Blutzufuhr zum Gehirn statt. Die Gelenkigkeit von Beinen und Füßen wird verbessert und die Wirbelsäule gekräftigt. Die Haltung regt die Durchblutung der Organe an und bringt vor allem der Muskulatur der Arme Stärkung.

Übung 13
Urdhva kukkutasana – Hoher Lotushahn

Wirkung: Die Übung verbessert Ihre Konzentration und kräftigt die Armmuskulatur und die Schultergelenke. Auch die Bauchmuskeln und die Hüften werden gestärkt. Wie im Lotussitz (8) wird die Blutzufuhr zum Gehirn angekurbelt. Die Gelenkigkeit der Beine und Füße verbessert sich, die Wirbelsäule erfährt Kräftigung.

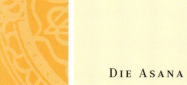

Die Asana

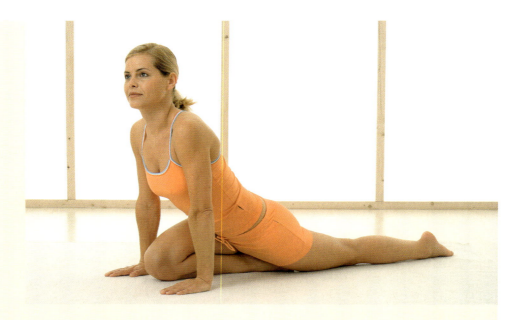

Übung 14
Ardha hanumanasana – Halbspagat

Wirkung: Das Asana heilt Beinschäden, stärkt die Muskeln und entspannt die Hüftgelenke. Der Darm und die Wirbelsäule erfahren eine Anregung.

Übung 15
Hanumanasana – Spagat

Wirkung: Dieses Asana heilt Beinschäden und stärkt alle beteiligten Muskeln. Darüber hinaus entspannt es die Hüften; auch Darm und Wirbelsäule werden sehr gut angeregt.

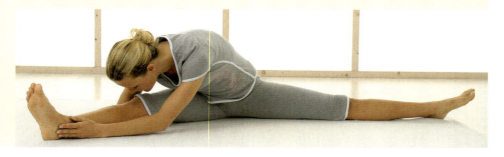

Übungen 14 bis 18

Übung 16
Akarna dhanurasana – Sitzender Bogenschütze

Wirkung: Mit dieser Übung kräftigen Sie Ihre Arm- und Schultermuskulatur, die Hüftgelenke werden zudem bestens gedehnt. Akarna dhanurasana festigt die Rückenmuskulatur und verbessert die Blutzirkulation.

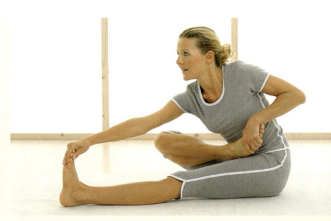

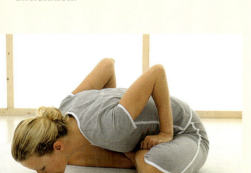

Übung 17
Yoga mudra padmasana – Yogamudra im Lotus

Wirkung: Hier findet eine Einwirkung auf die Eingeweide statt. Die Biegsamkeit der Wirbelsäule wird gefördert. Das Asana dient der Vorbeugung und Heilung bei Rheuma, Gicht und Arthrose. Die Halswirbelsäule wird gelockert und gleichsam gefestigt.

Übung 18
Yoga mudra – Yogamudra

Wirkung: Diese Embryohaltung entspannt die Wirbelsäule wohltuend und heilsam. Auch die Rücken- und Beinmuskulatur wird angenehm gedehnt. Yoga mudra beruhigt die Nerven und lässt Sie vorzüglich entspannen.

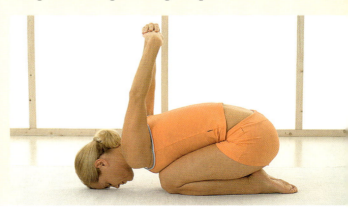

Die Asana

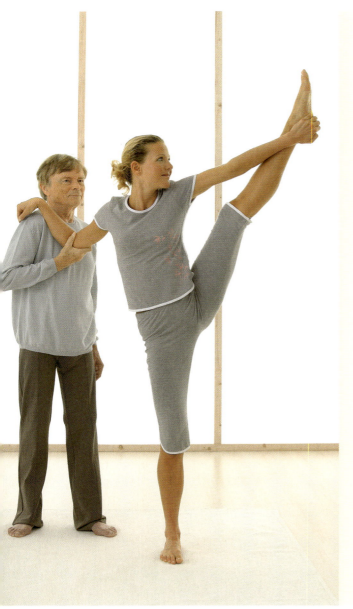

Übung 19
**Utthita padahastasana –
Erhobener Standkniekuss**

Wirkung: Hier liegt eine Konzentrationsübung ersten Ranges vor. Sie wirkt positiv auf die Bauchspeicheldrüse sowie auf die Leber und beeinflusst den Ischiasnerv heilsam. Das Asana dient außerdem der allgemeinen Polarisierung der Körperfunktionen, es sorgt für äußeres Gleichgewicht und die Regulierung der Organfunktionen.

Übungen 19 bis 21

Übung 20
Ustrasana – Kamel

Wirkung: Hier wird die Wirbelsäule gelockert und gekräftigt. Brustkorb und Beinmuskulatur werden gedehnt, die Brustorgane gestärkt. Es kommt zu einer Verbesserung der Herzdurchblutung und des Kreislaufs. Durch das Üben dieses Asana kurbeln Sie Ihre Verdauung an.

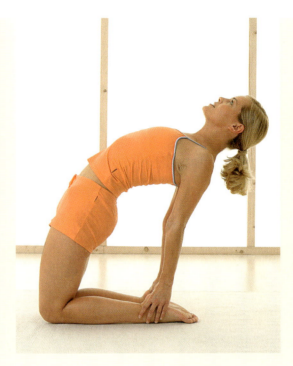

Übung 21
Garwasana – Sitzender Embryo

Wirkung: Dieses Asana erfordert große Gelenkigkeit. Alle Gelenke und Muskeln werden heilsam beeinflusst. Es ist eine Massage für die Eingeweide und eine Anregung der peripheren Durchblutung, besonders der Arme und Beine.

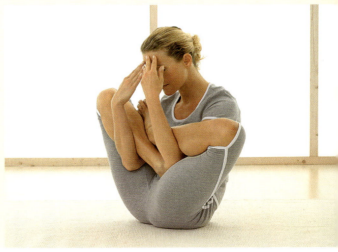

Die Asana

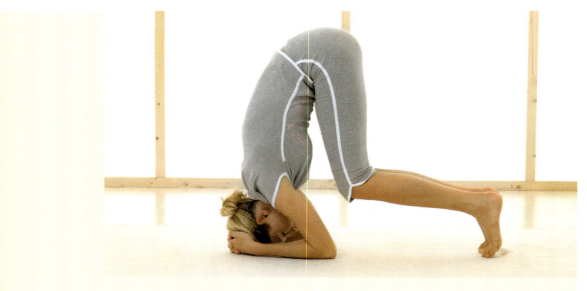

Übung 22
Ardha sirsasana –
Kopfstand-Vorstufe 1

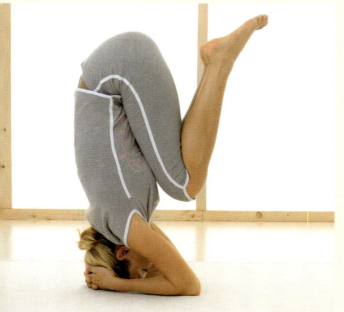

Übung 23
Ardha sirsasana – Kopfstand-
Vorstufe 2 Halber Kopfstand

Wirkung: Ardha sirsasana entlastet den Kreislauf und verbessert die Gehirndurchblutung. Auch bei Verstopfung ist dieses Asana angezeigt.

Übungen 22 bis 24

Übung 24
Sirsasana – Kopfstand

Wirkung: Wie bei Ardha sirsana, entlastet den Kreislauf und verbessert die Gehirndurchblutung. Der Kopfstand gilt als »König aller Asana« vor Uddiyana. Er ist die wichtigste Gehirn-Kreislauf-Übung und gleichsam eine Konservierungshaltung für die Gehirnzellen.

Übungstipps: Achtung! Sirsasana nur mit der Stoppuhr und nie länger als 2 bis maximal 5 Minuten üben. Sonst ist Ihre Netzhaut in Gefahr! Lieber an einem Tag dreimal je 2 Minuten lang den Kopfstand machen als 5 Minuten ununterbrochen. In der Hauptsache wirkt er auf die Hirnrinde. Durch die sofortige Verengung der Gehirnarterien fließt nicht mehr Blut in der Zeiteinheit ins Gehirn als bei normaler Haltung. Aufgrund des durch die Schwerkraft bewirkten Drucks strömt das Blut jedoch gleichmäßiger in alle Gehirnpartien. Dadurch werden Zentren angeregt, die sonst abseits liegen. Die Lebenskraft wird gestärkt.

Wichtig: Gehen Sie beim Beenden der Haltung nur sehr langsam herab und verweilen Sie in der Kleinen Schildkröte (39). Drehen Sie sich nach 1 bis 2 Minuten in die Rückenlage. Wird dies nicht eingehalten, tritt ein negativer Nachhalleffekt ein, der eine Unterdurchblutung des Gehirns bewirkt.

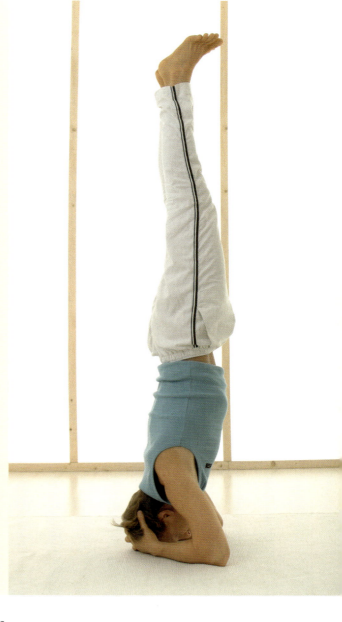

DIE ASANA

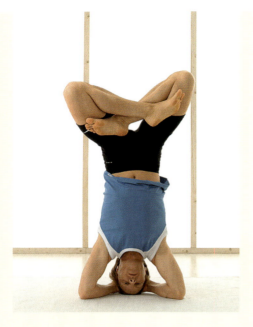
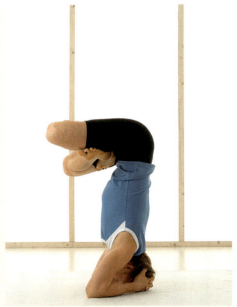

Übung 25
Urdhva padma sirsasana –
Lotuskopfstand

Wirkung: Dieses Asana wirkt wie der Kopfstand (24), die Gehirndurchblutung ist sogar noch besser. Ebenso haben Sie hier Effekte wie beim Lotussitz (8), es wird also die Gelenkigkeit von Beinen und Füßen verbessert.

Übung 26
Pinda sirsasana –
Tiefer Lotuskopfstand

Wirkung: Dieses Asana beeinflusst wie bei Sirsana (24) die Gehirndurchblutung und fördert die Gelenkigkeit von Beinen und Füßen wie beim Lotussitz (8). Darüber hinaus werden Rippen, Rücken und Becken besonders gedehnt. Es kommt außerdem zu einer stärkeren Beckendurchblutung.

Übungen 25 bis 28

Übung 27
Viparita karani – Halbkerze/Offene Kerze

Wirkung: Die Halbe Kerze kann auch bei hohem Blutdruck geübt werden. Sie stellt keine Schilddrüsenbelastung wie die geschlossene Kerze dar. Sie ist eine lebensverlängernde Haltung nach Boris Sacharow. Die Atembewegung fließt bis in den Beckenraum. Das Asana übt eine Anregung auf den Stoffwechsel aus. Zudem hat es einen positiven Einfluss auf die Bandscheiben.
Übungstipp: Das Kinn liegt nicht am Brustbein.

Übung 28
Salamba sarvangasana – Geschlossene Kerze

Wirkung: Verstärkt die Wirkung der Halbkerze (27). Achtung! Wenn sich das Kinn am Brustbein befindet, steigt der Blutdruck. Bei Schilddrüsenüberfunktion sollten Sie diese Haltung deshalb nicht durchführen. Sie hilft gegen Krampfadern, bringt eine Entstauung des Beckenraums und ist eine wichtige Herz-Kreislauf-Übung.
Übungstipps: Gehen Sie innerhalb von 30 bis 60 Sekunden in vier Phasen nach oben, atmen Sie in den Bauch- und Beckenraum, gehen Sie langsam zurück.

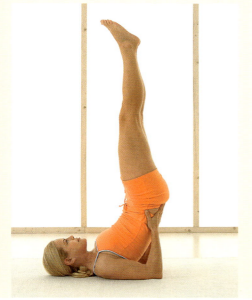
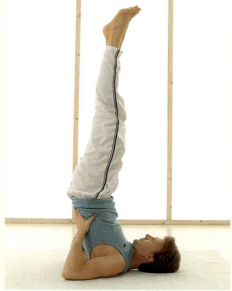

Die Asana

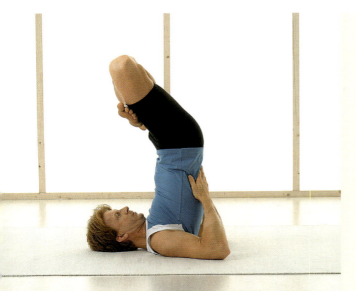

Übung 29
Urdhva padma sarvangasana – Hohe Lotuskerze

Wirkung: Das Asana beeinflusst die Wirbelsäule stark und heilt Verstopfung. Es fördert die Geschmeidigkeit der Knie- und Hüftgelenke und wirkt ebenso wie die Geschlossene Kerze (28) stoffwechselanregend.

Übung 30
Pinda sarvangasana – Tiefe Lotuskerze

Wirkung: Auch die Tiefe Lotuskerze heilt Verstopfung und regt den Stoffwechsel an. Sie fördert wie die Hohe Lotuskerze (29) die Geschmeidigkeit der Knie- und Hüftgelenke, darüber hinaus wirkt die Haltung stark auf die Wirbelsäule und die Eingeweide.

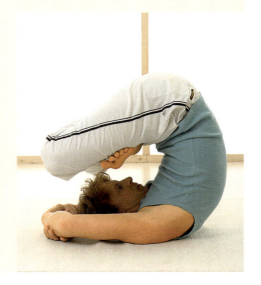

Übungen 29 bis 32

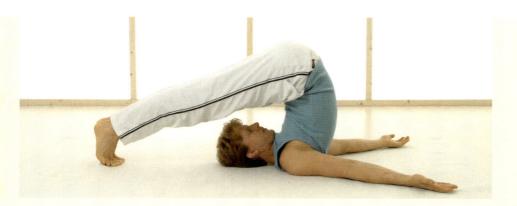

Übung 31
Halasana – Pflug

Wirkung: Halasana hat die gleichen Heilwirkungen wie Salamba sarvangasana (28). Bei Schilddrüsenproblemen besser nicht üben. Der Blutdruck steigt. Das Asana ist gut geeignet gegen Krampfadern. Darüber hinaus trägt der Pflug zur Verjüngung der Bauchorgane bei und fördert die Durchblutung des Rückens und der Nervenstränge; er sorgt für die größte Dehnung der Wirbelsäule.
Übungstipp: Die Rückführung sollten Sie sehr langsam durchführen!

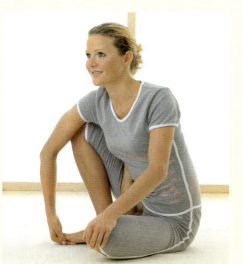

Übung 32
Pranasana – Lebenshaltung

Wirkung: Hier kommt es zu einer effektiven Pressung der rechten Seite. Dies bewirkt einen Einfluss auf die Leber, links auf Milz und Pankreas. Außerdem bringt die Lebenshaltung eine laterale (seitliche) Dehnung der Wirbelsäule und ist eine wunderbare Therapie für die Bandscheiben.
Übungstipp: Vergessen Sie nicht, diese Haltung auch mit der anderen Seite durchzuführen, links ist sie jedoch wirksamer.

Die Asana

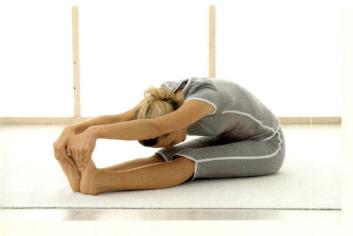

Übung 33
Urdhva mukha paschimottasana – Hoher Sitzkniekuss

Wirkung: Diese hervorragende Konzentrationsübung kräftigt die Eingeweide. Sie regt die Peristaltik (Verdauung) an und verbessert die Blutzirkulation in den Organen bis hin zum Gehirn. Daher ist der Hohe Sitzkniekuss ganz besonders empfehlenswert für Menschen mit zu niedrigem Blutdruck (Hypotonie).

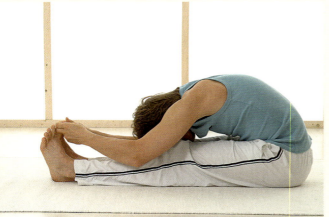

Übung 34
Paschimottasana – Sitzkniekuss

Wirkung: Dieses Asana wirkt wie der Hohe Sitzkniekuss, gilt jedoch nicht als Konzentrationsübung. Es kräftigt ebenfalls die Eingeweide, kurbelt die Verdauung sowie die Funktionen von Leber und Milz an und verbessert die Blutzirkulation in den Organen bis hin zum Gehirn. Auch diese Haltung treibt den Blutdruck in die Höhe und ist empfehlenswert für Menschen mit zu niedrigem Blutdruck. Sie gilt als klassische Kreislaufstärkung. Der Sitzkniekuss ist gut gegen Hämorrhoiden und Diabetes. Außerdem bewirkt er eine Dehnung der Rückenmuskulatur und übt einen positiven Effekt auf das Sonnengeflecht, also auf das vegetative Nervensystem aus.

Übungen 33 bis 36

Übung 35
Janusirsasana – Sitzender Einbeinkniekuss

Wirkung: Die Übung ist etwas einfacher als der Sitzkniekuss (34) und nicht so anspruchsvoll, aber die Wirkungen sind ganz ähnlich.

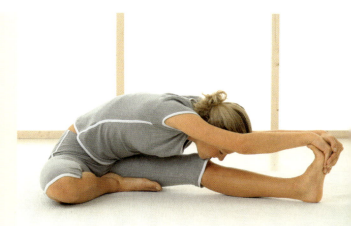

Übung 36
Upavistha konasana – Sitzende Gabelkreuzbiegehaltung

Wirkung: Auch dieses Asana zieht die gleichen Wirkungen wie der Sitzkniekuss nach sich, also Verdauungsförderung, Kräftigung der Eingeweide, Verbesserung der Blutzirkulation, Stärkung des Kreislaufs und natürlich die Dehnung der Rückenmuskulatur. Zusätzlich werden noch die Innenseiten der Oberschenkel und die Lendenwirbelsäule gedehnt. Nicht zu vergessen ist der allgemein sehr positive Effekt für das vegetative Nervensystem.

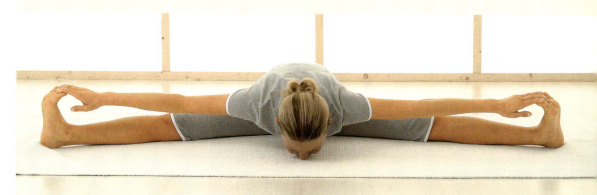

DIE ASANA

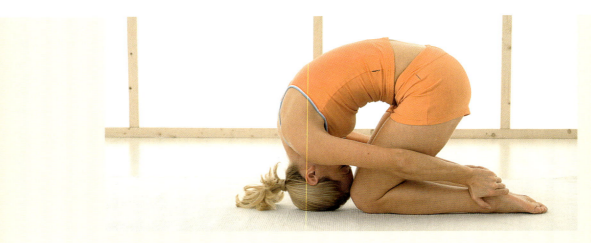

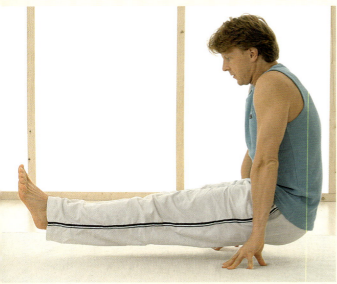

Übung 37
Sasangasana – Kaninchen

Wirkung: Sasangasana hat eine starke Schädeldachbeeinflussung und wirkt auf die Halsorgane. Es macht vor allem die Halswirbelsäule und die Bandscheiben beweglich. Die Haltung dient zur Nackenstärkung und hat einen Einfluss auf das Todes-Cakra (3., 4. und 5. Halsnerv). Sie fördert die Funktionen von Schilddrüse und Verdauung.

Übung 38
Angusthasana –
Fingerstand-Beinwaage

Wirkung: Das Asana kräftigt die Finger sowie die Arme und den Schultergürtel. Zudem ist es eine Stärkung für die Bauchmuskulatur und den Nacken.

Übungen 37 bis 40

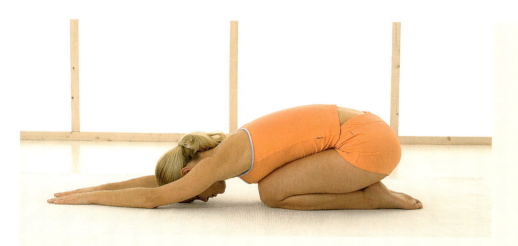

Übung 39
Kurmasana I – Kleine Schildkröte

Wirkung: In dieser Haltung können Sie wunderbar entspannen. Sie dehnt und entlastet die Wirbelsäule, verbessert die Hirndurchblutung und beseitigt Verdauungsstörungen.

Übung 40
Kurmasana II – Mittlere Schildkröte

Wirkung: Die Übung verlangt große Geschmeidigkeit. Sie verbessert die Durchblutung der Bauchorgane und dehnt die Wirbelsäule und die Hüftgelenke.

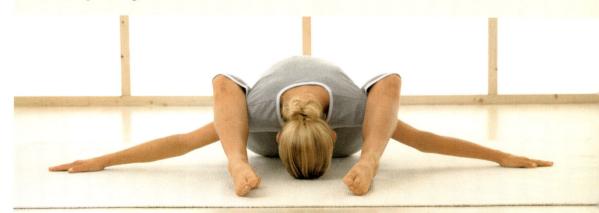

Die Asana

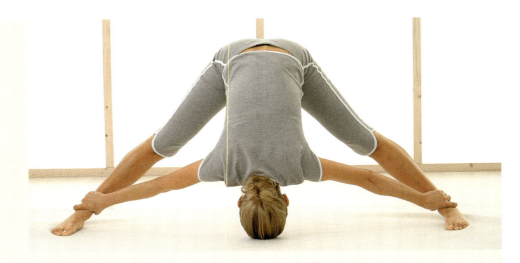

Übung 41
Biwaktapada padahastasana – Gabelkopfstand

Wirkung: Die Haltung erfrischt und belebt die Bauchorgane. Sie bewirkt eine Dehnung der Lendenwirbelsäule sowie der Oberschenkel-Innenseiten. Auch eine Verbesserung der Atmung werden Sie nach einiger Zeit des Übens bemerken. Ähnlich wie beim Kopfstand (24) wird auch hier der Kreislauf angeregt und die Gehirndurchblutung verbessert. Das Asana ist bei Menschen mit niedrigem Blutdruck angezeigt, denn es wirkt der Hypotonie entgegen.

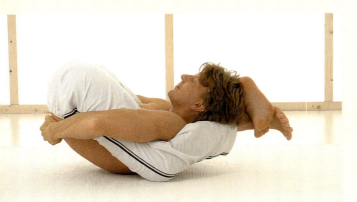

Übung 42
Yoganidrasana – Yogaschlaf

Wirkung: Yogi nehmen dieses Asana für den »Winterschlaf« ein. Es erfordert außerordentliche Gelenkigkeit! Es regt außerdem den Stoffwechsel stark an und lockert die Gelenke. Die Haltung beeinflusst den Kreislauf und wirkt sehr beruhigend.

Übungen 41 bis 44

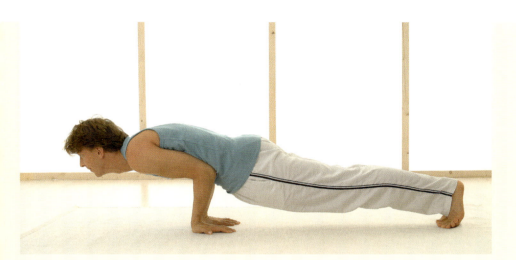

Übung 43
Hangsasana – Schwan

Wirkung: Der Schwan wirkt ebenso wie der Pfau gegen Diabetes. Für diese Übung brauchen Sie nicht ganz so viel Kraft wie für Mayurasana (44). Die Handgelenke werden gestärkt. Wenn Sie unter hohem Blutdruck und/oder Herzproblemen leiden, sollten Sie diese Haltung nicht durchführen!

Übung 44
Mayurasana – Pfau

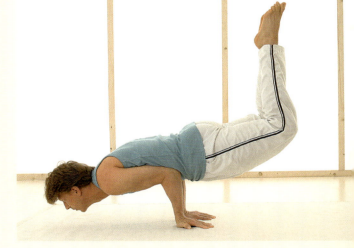

Wirkung: Dieses Asana sorgt für eine bessere Durchblutung der Bauchspeicheldrüse. So ist es eine echte Spezialübung gegen Diabetes, vor allem gegen Alterszucker. Die Handgelenke werden massiv gestärkt, die Arme gelockert. Die Haltung ist auch dann gut wirksam, wenn die Fußspitzen auf dem Boden stehen. Vorsicht jedoch bei Bluthochdruck und Herzbeschwerden!

Die Asana

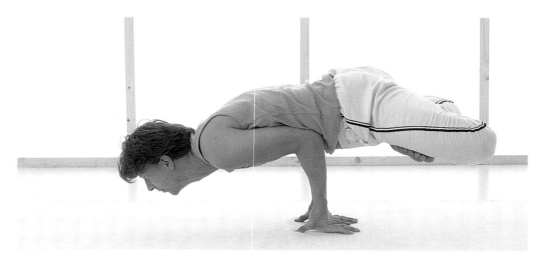

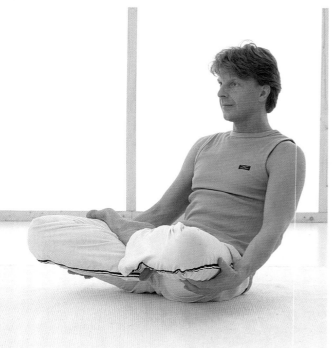

Übung 45
Padma mayurasana – Pfauenlotus

Wirkung: Der Pfauenlotus sorgt wie der Pfau (44) für eine bessere Durchblutung der Bauchspeicheldrüse und ist daher sehr effektiv bei Diabetes. Die Handgelenke werden gestärkt, die Gelenkigkeit von Beinen und Füßen verbessert sich und die Wirbelsäule wird gekräftigt.

Übung 46
Utthana padmasana – Lotus-Waage

Wirkung: Diese Haltung wird auch Nabeleinrenkung genannt. Sie hat vor allem einen positiven Einfluss auf die Beckenorgane.

Übungen 45 bis 48

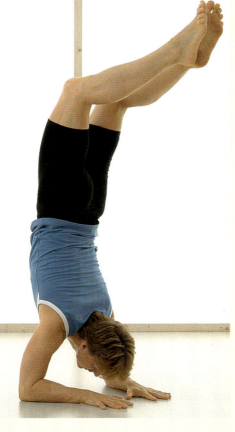

Übung 47
Bjaghrasana – Tigersprung

Wirkung: Der Tigersprung übt einen positiven Einfluss auf die Brust und die Brustorgane aus. Zudem bewirkt er eine Stärkung des gesamten Schultergürtels und eine bessere Gehirndurchblutung. Das Asana zählt zu den Konzentrationsübungen.

Übung 48
Padma maharasana – Haifisch

Wirkung: Diese Haltung bringt eine starke Belebung der ganzen Wirbelsäule und des Schulterbereichs. Die Durchatmung wird gekräftigt.

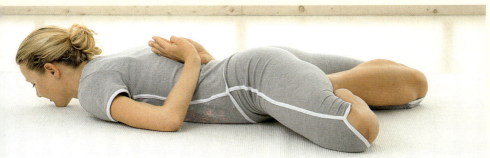

Die Asana

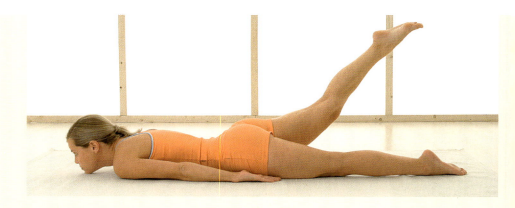

Übung 49
**Ardha salabhasana –
Halbe Heuschrecke**

Wirkung: Dieses Asana stärkt vor allem die Lendenwirbelsäule.

Übung 50
Salabhasana – Heuschrecke

Wirkung: Die Heuschrecke belebt die Kreuzbeinsegmente, wirkt anregend auf die Bauchorgane und kräftigt die gesamte Rückenmuskulatur. Sie werden eine Steigerung Ihrer Vitalität und eine Anregung und Stärkung der Herzfunktionen feststellen.

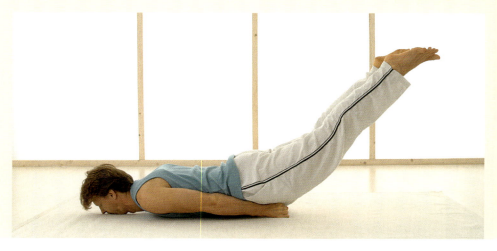

Übungen 49 bis 52

Übung 51
Triang mukhottanasana – Halbes Rad

Wirkung: Mit dieser Übung erreichen Sie eine hervorragende Dehnung des Brustraums. Daher beseitigt sie Asthma bronchiale. Außerdem hilft das Rad gegen Verstopfung, es kräftigt fast die gesamte Muskulatur und verbessert die Gehirndurchblutung.

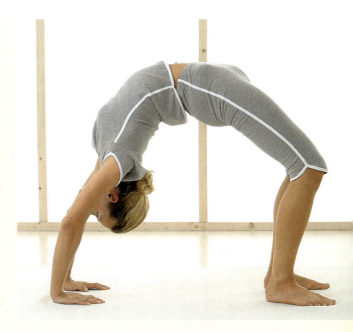

Übung 52
Dhanurasana – Bogen

Wirkung: Ebenso wie bei der Heuschrecke (50) werden auch hier die Kreuzbeinsegmente belebt und die Bauchorgane, vor allem die Leber, angeregt. Beim Bogen wird der Rücken noch mehr gedehnt, die gesamte Rückenmuskulatur gekräftigt. Dhanurasana hilft gegen Verdauungsstörungen wie beispielsweise Verstopfung.

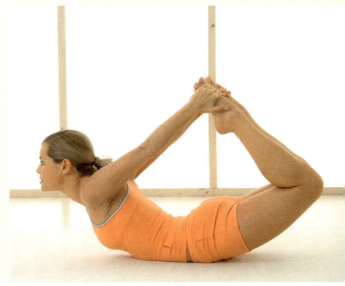

Die Asana

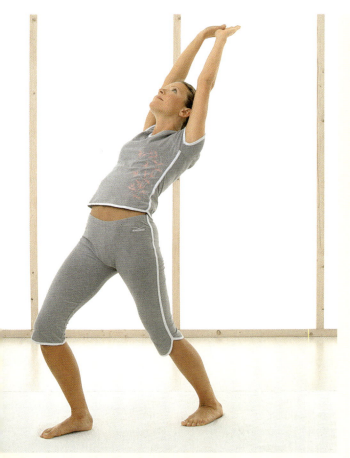

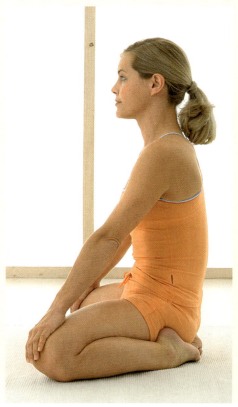

Übung 54
Mandukasana – Frosch

Wirkung: Hier liegt Ihnen eine Spezialhaltung für werdende Mütter vor (siehe Seite 139). Das Asana wirkt extrem auf die Bein-, Fuß- und Hüftgelenke und ist deshalb heilend bei Arthrose. Außerdem gilt es als gute Vorbeugung gegen Ischias. Es trägt zur Polarisierung der Körperkräfte bei.

Übung 53
Birwadrasana – Tapferkeitshaltung

Wirkung: Dieses Asana verbessert die Körperhaltung insgesamt. Es wirkt außerdem gegen Fettsucht, stärkt das Selbstvertrauen und regt die allgemeine Vitalität an.

Übungen 53 bis 55

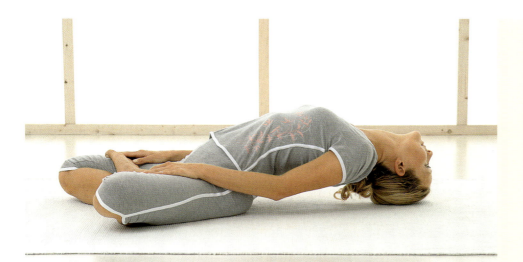

Übung 55
Matsyasana – Großer Fisch

Wirkung: Neben den Heilwirkungen des Lotussitzes (8) wie einer Verbesserung der Gelenkigkeit von Beinen und Füßen sowie einer erhöhten Oberschenkeldurchblutung wird hier die gesamte Organdurchblutung, auch die des Kleinhirns, angeregt. Überhaupt hat Matsyasana einen enormen Effekt, auch auf das Stammhirn, den Thalamus, das Zwischenhirn und die Hypophyse. Die Wirbelsäule wird gegen viele Leiden vorbeugend gestärkt, vor allem wird die Halswirbelsäule gelockert. Sie erfahren eine gute Durchblutung des Halsraums und des Gesichts. So wird dieses Asana auch »Make-up-Haltung« oder »Schönheitshaltung« genannt. Es bringt Erleichterung bei Asthma und Atembeschwerden durch die Erweiterung des Brustraums. Frauen profitieren weiterhin durch die gute Durchblutung des Busens, durch dessen Verjüngung und Festigung. Insgesamt wird Fettgewebe abgebaut, die Bauch- und Beckenbodenmuskulatur erfährt eine Dehnung. So im Wasser liegend gehen Sie nicht unter!

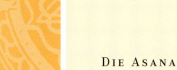

DIE ASANA

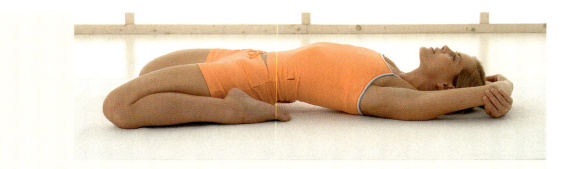

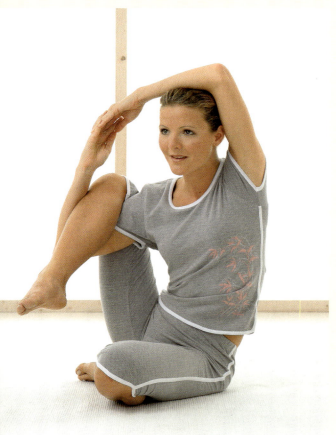

Übung 56
Paryankasana –
Flacher Diamantenschlaf

Wirkung: Hier haben Sie einen ähnlichen Übungseffekt wie beim Großen Fisch (55). Jedoch werden hier die Gelenke stärker gedehnt, dafür der Brustkorb allerdings weniger.

Übung 57
Jatuskonasana – Viereck

Wirkung: Die Haltung dehnt die Wirbelsäule kräftig lateral (seitlich). Sie stärkt außerdem die Halswirbelsäule, lockert das Hüftgelenk und ist eine gute Vorbeugung gegen Ischias.
Übungstipps: Für dieses Asana gibt es drei Ausführungen. Das unten liegende Bein ist entweder in der Schneidersitz-, in der Diamantensitz- oder Lotushaltung. Trainieren Sie stets beide Seiten, die schlechtere sogar verstärkt!

Übungen 56 bis 59

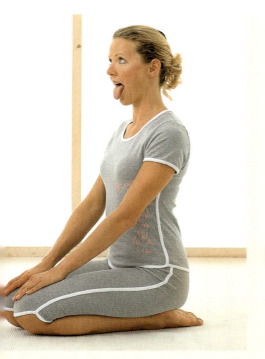 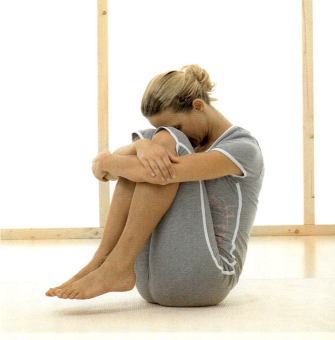

Übung 58
Simhasana – Löwengesicht

Wirkung: Dies ist eine wichtige Rachen- und Zungenübung. Ansonsten erfahren Sie hier die gleiche Wirkung wie beim Diamantensitz (11). Hilfreich ist die Haltung bei Krankheiten wie Arthritis und Ischias. Die Verdauung wird zudem angekurbelt.
Übungstipps: Nach dem Asana sollten Sie in die Gegenhaltung gehen und die Beine hochstrecken. Sie können aber auch in die Kleine Schildkröte (39) herabsinken.

Übung 59
Pavanamuktasana – Kauersitz

Wirkung: Dieses Asana wird auch »Antibauchhaltung« genannt, weil es eine Pressung der Bauchorgane hervorruft. Es ist außerdem eine gute Anregung des Lymphflusses.
Übungstipp: Der Kauersitz ist für eine Teilentspannung geeignet.

Die Asana

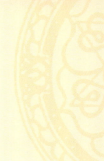

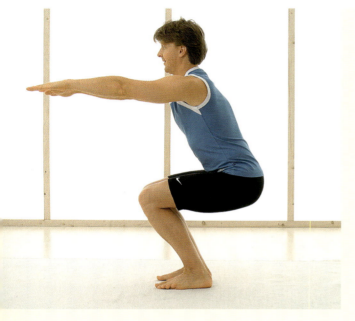

Übung 60
Utkatasana – Stuhlsitz

Wirkung: Die Kniebeuge kräftigt die Beine, vor allem die Oberschenkel, die Gelenke und den Rücken. Sie verbessert die Ausdauer und regt den Kreislauf an.

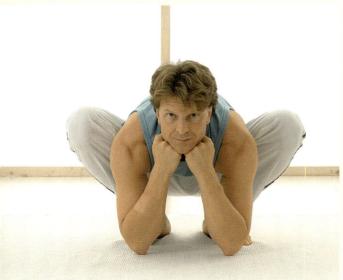

Übung 61
Malasana – Negersitz

Wirkung: Dies ist eine geeignete Vorübung für alle Asana und eine vorzügliche Lockerungshaltung des ganzen Körpers. Sie dehnt die Wirbelsäule wohltuend, mobilisiert die Hüftgelenke und stärkt die Nackenmuskulatur. Das Asana ist gleichsam eine Lymphdrainage. Es ist bewährt bei Infektionskrankheiten wie Erkältungen und stärkt den Kreislauf.
Übungstipp: Vorsicht vor zu raschem Emporgehen!

Übungen 60 bis 63

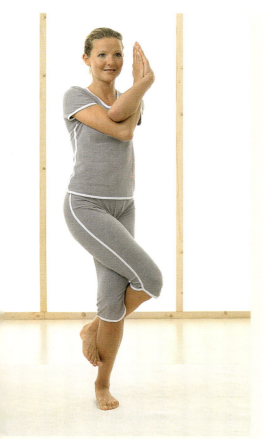

Durch den Druck der Ferse gegen den After hilft das Asana gegen Hämorrhoiden. Mit dieser Übung verbessern Sie außerdem die Biegsamkeit Ihrer Beingelenke.

Übung 63
Garudasana – Adler

Wirkung: Diese Konzentrationsübung verbessert den Beinkreislauf und dehnt die unteren Extremitäten. Sie ist ein Schlankmacher für Arme und Beine. Zudem übt sie eine positive Wirkung auf die Zeugungsorgane aus. Der Adler fördert die Beweglichkeit der Lenden- und oberen Brustwirbelsäule. Darüber hinaus wird die Herzmuskeldurchblutung gesteigert.

Übung 62
Padangusthasana –
Einbein-Lotus-Zehenspitzenstand

Wirkung: Der Einfüßige Zehenspitzenstand ist eine Konzentrationsübung. Die Zehen werden gestärkt, was eine Kräftigung der Wirbelsäule nach sich zieht.

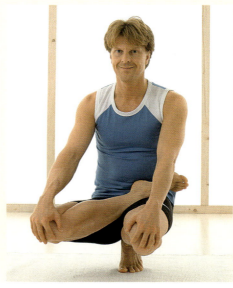

Die Asana

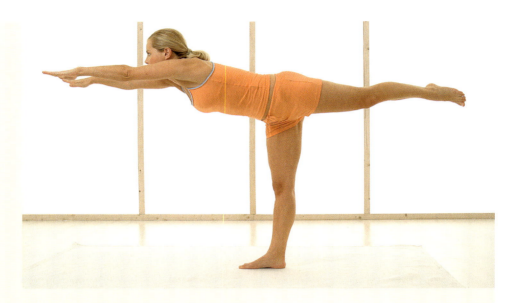

Übung 64
Virabhadrasana – Standwaage

Wirkung: Dieses Asana zählt zu den Konzentrationsübungen. Es ist gleichsam eine Kraft- und Gleichgewichtsübung und stärkt die Bein- und Rückenmuskulatur. Sie trainieren damit Ihre Körperbeherrschung.

Übung 65
Trikonasana – Dreieck

Wirkung: Die starke Flankendehnung tut den Bandscheiben gut. Jede Dehnung macht schlank, daher erreichen Sie hiermit einen Abbau von überflüssigem Fettgewebe. Generell wird die Muskulatur gestärkt.

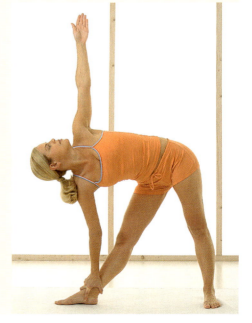

Übungen 64 bis 67

Übung 66
Parsvottanasana – Gabelkniekuss

Wirkung: Die Übung wirkt ganz ähnlich wie der Gabelkopfstand (41) und dehnt vor allem die Lendenwirbelsäule und die Innenseiten der Oberschenkel. Die Haltung erfrischt zudem die Bauchorgane und regt den Kreislauf sowie die Gehirndurchblutung an.

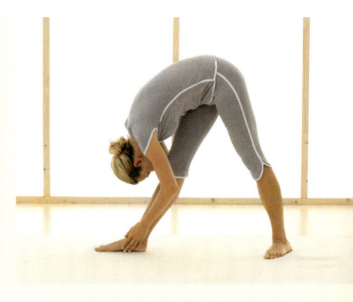

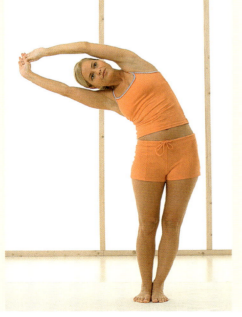

Übung 67
Parsa ardha jandrasana – Seitlicher Halbmond

Wirkung: Mit diesem Asana erreichen Sie eine hervorragende laterale (seitliche) Beeinflussung der Bandscheiben, quasi eine Art »Infusionsernährung«. Es ist eine sehr gute Koordinationsübung, die auch auf Leber und Milz positiv wirkt.

Die Asana

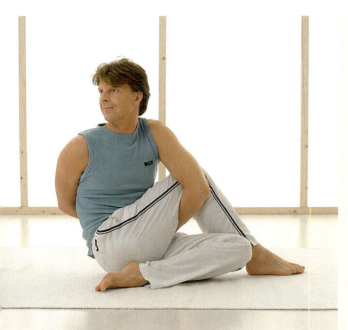

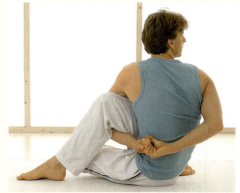

Übung anwendbar – natürlich mit Vorsicht! Sie wirkt gegen viele weitere Wirbelsäulenbeschwerden und lockert die Schultergelenke. Durch die Pressung des Bauchraums werden die Eingeweide gut durchblutet. Es kommt außerdem zu einer Vertiefung der Atmung.

Übung 68
Ardha matsyendrasana I – Kleiner König der Fische

Wirkung: Dies ist nach der Meinung von Boris Sacharow, dem Begründer des abendländischen Hatha-Yoga, nach dem Kopfstand (24) und Uddiyana, dem Leeratem (71), das heilsamste Asana. Der Kleine König der Fische ist eine der wichtigsten Haltungen für eine gesunde Wirbelsäule, weil hierbei eine hervorragende Verdrehung der Wirbelsegmente stattfindet. Selbst bei Bandscheibenvorfall ist diese

Ardha matsyendrasana I – Kleiner König der Fische (Rückansicht)

Übungen 68 bis 70

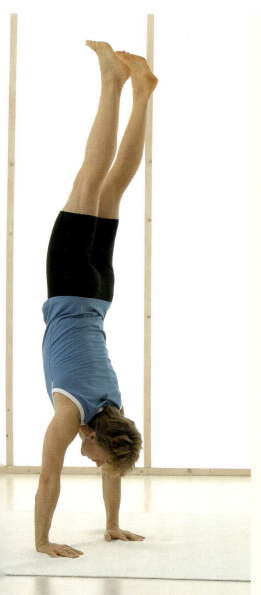

Übung 69
Hastabrikshasana – Handstand

Wirkung: Der Handstand wirkt ähnlich wie der Kopfstand (24) und ist ebenfalls eine Konzentrationsübung, weil Sie dabei Ihren Gleichgewichtssinn ausbilden. Hier kommt es jedoch nicht zu einer Belastung der Halswirbelsäule. Die Arme und der Schultergürtel werden gekräftigt. Der Kopfbereich wird vermehrt durchblutet, die Beinvenen werden entlastet.

Übung 70
Ardha hastasana – Kleiner Handstand

Wirkung: Korrekt ausgeführt erfordert diese Übung sehr viel Kraft. Sie regt den Kreislauf an.

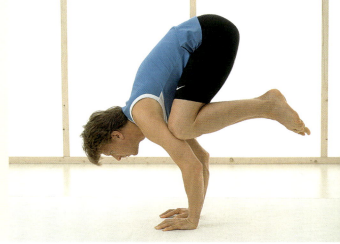

Die Asana

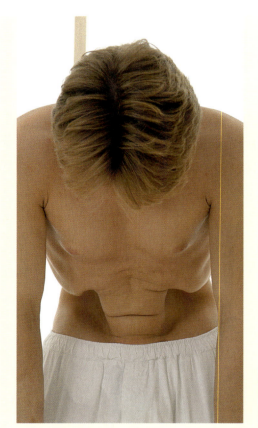

Übung 71
Uddiyana – Leeratem

Wirkung: Uddiyana ist eines der wirkungsvollsten Asana. Es massiert und verändert die Lage der Bauchorgane, es dreht das Herz aus seiner Schräglage zur Senkrechten und presst unnachahmlich alle Organe aus. Die Lungen werden bis zu 25 Prozent überdurchblutet, daher ist bei offener Lungentuberkulose (Tbc) Vorsicht geboten. Die Übung reinigt außerdem die Leber. Bei rascher Wiederholung, also schnellem An- und Entspannen der Muskulatur, wird sie »Agni dhauti«, Feuerreinigung, genannt. Sie presst die Leber unvergleichlich aus und gehört zu den fünf wichtigsten Asana.
Übungstipp: Halten Sie Uddiyana immer nur 6 Sekunden lang aus!

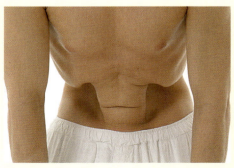

Übungen 71 bis 72

Übung 72
Goraksasana – Berg

Wirkung: Das ist die schwierigste aller Gleichgewichtsübungen. Sie fördert in hohem Maße die Konzentration und polarisiert die inneren Kräfte.

Übungstipp: Es ist empfehlenswert, die Übung zuerst im Kniestand, bei hochgenommenem Unterschenkel, durchzuführen.

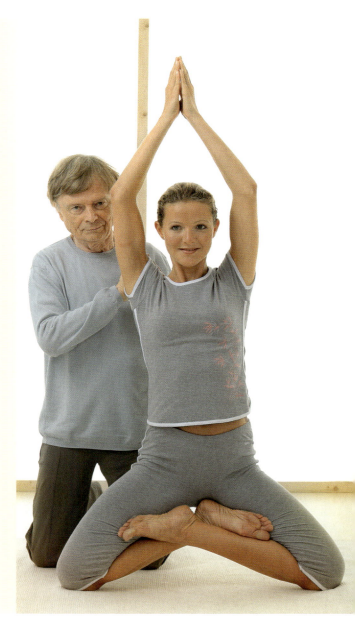

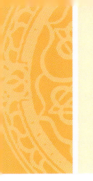

Die Asana

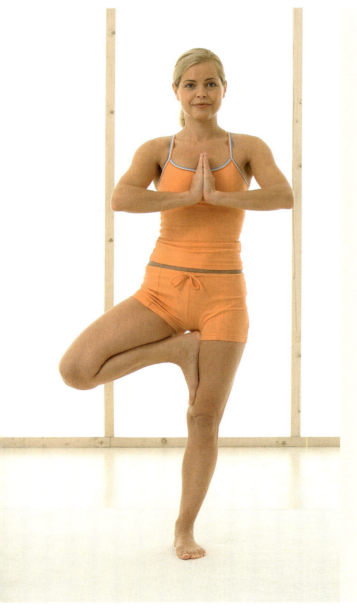

Übung 73
Vrksasana – Baum

Wirkung: Der Baum ist eine sehr gute und überaus beliebte Konzentrationsübung. Bei korrekter Haltung der Hände können Sie die Koronardurchblutung beeinflussen und Ihren Herzmuskel stärken. Die beiden Daumen üben einen Druck auf den Herzalarmpunkt des Brustbeins aus. Zudem bringt das Asana eine Kräftigung des Beinkreislaufs.

Übungstipp: Die Haltung soll mit der UR-Rune (76) beendet werden.

Übungen 73 bis 75

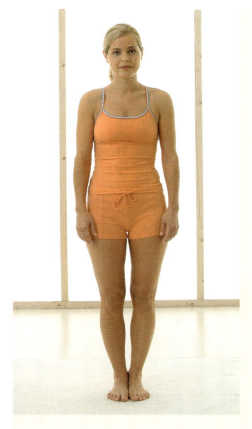

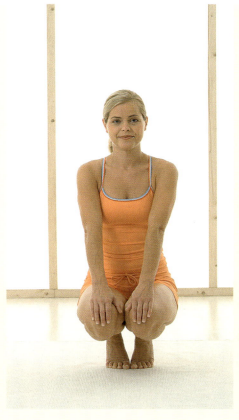

Übung 74
Padasana –
Standentspannung

Wirkung: Dies ist Savasana (siehe Seite 35) im Stehen. Die Fußsohlen wurzeln quasi im Boden ein. In der Standentspannung festigen Sie Ihre Konzentration.

Übung 75
Ardha padangusthasana –
Zehenspitzensitz

Wirkung: Das Asana ist sehr bewährt zum Trainieren der Konzentration. Es bewirkt eine Verbesserung des Beinkreislaufs und ist gleichsam eine Übung für die Gelenke, vor allem die Knie und die Füße.

Die Asana

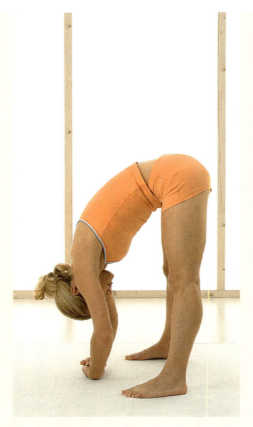

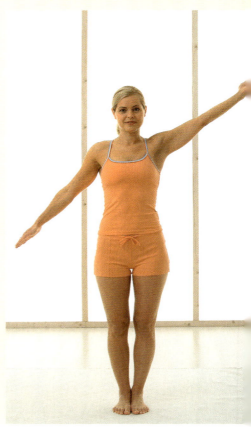

Übung 77 (unten)
EH-Rune

Wirkung: Die EH-Rune ist die bewährteste Entstauung der Lymphgefäße. Sie hat einen Einfluss auf den Ductus thoracicus, den so genannten Milchbrustgang, der vor dem zweiten Lendenwirbelkörper aus dem Zusammenfluss dreier Lymphstämme entsteht.

Übung 76 (oben)
UR-Rune

Heilwirkung: So können Sie sich mit Erdmagnetismus aufladen. Das Asana dient auch als Kopfstand-Ersatzhaltung. Es ist ein gutes Wirbelsäulentraining. Die Beine werden gestreckt, bleiben jedoch ohne Anspannung.

Übungen 76 bis 79

Übung 78 (rechts)
MAN-Rune

Wirkung: Dieses Asana trägt zu einer Verbesserung der Gehirndurchblutung bei. Es hat einen Einfluss auf die geistige Ausrichtung des Ichfeldes und stellt die kosmische Antennenhaltung dar.

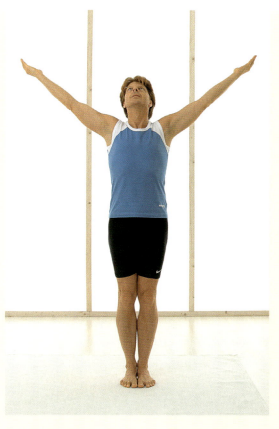

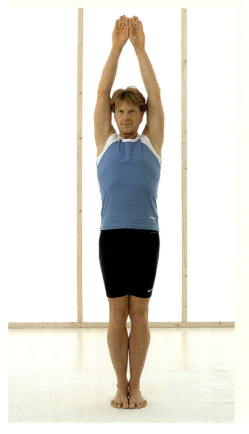

Übung 79 (links)
IS-Rune

Wirkung: Durch dieses Asana erreichen Sie eine Verbesserung des Ichbewusstseins. Führen Sie die Übung auf Zehenspitzen aus, dann ergeben sich eine Festigung des Kreislaufs und eine Entlastung der Wirbelsäule als positive Effekte.

Die Asana

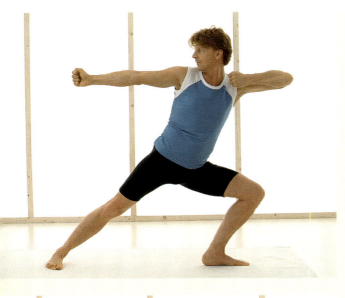

Übung 80
**Birwadrasana I –
Bogenschütze (stehend)**

Wirkung: Unsere Beine sind das Fundament unserer Bewegungen. Um kräftig und stabil zu bleiben, müssen sie trainiert werden. Hier liegt Ihnen eine Konzentrations- und Kraftübung vor, die gleichzeitig eine Gestaltübung ist.

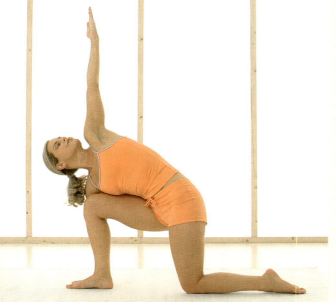

Übung 81
**Makaramatsyendrasana –
Startdrehhaltung**

Wirkung: Das Asana ist ein gutes Schulter-Nacken-Training. Es kommt zu einer effektiven Kraftdrehung der Wirbelsäule. Auch die Lendenwirbelsäule und die Prostata werden heilend beeinflusst.

Übungen 80 bis 83

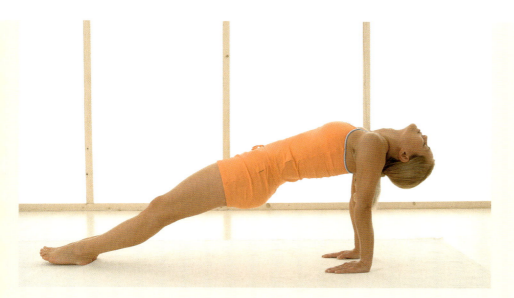

Übung 82
**Catus padasana –
Schiefe Ebene (gestreckt)**

Wirkung: Mit diesem Asana erreichen Sie eine Kräftigung der Skelettmuskulatur und des Schultergürtels.
Übungstipp: Die Haltung ist auch in Zehenspitzenstellung empfehlenswert.

Übung 83
**Uttana mayurasana –
Schiefe Ebene (im Liegen)**

Wirkung: Die Schiefe Ebene entlastet Ihren Kreislauf und kräftigt gleichzeitig die Oberschenkel.

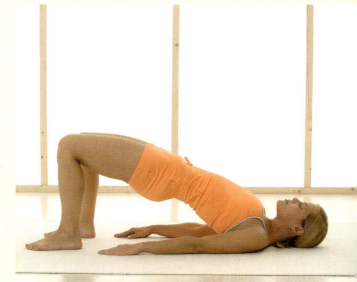

Die Asana

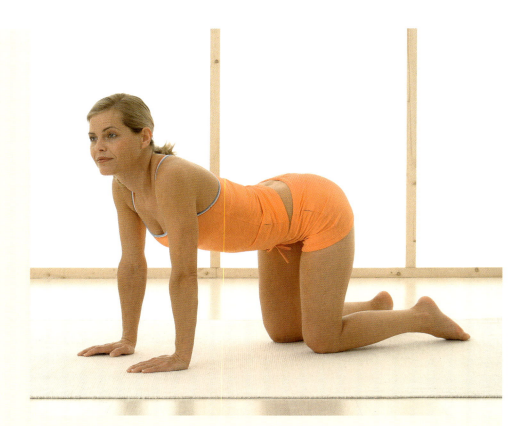

Übung 84
Ardha makarasana – Pferderücken

Wirkung: Dieses Asana ist eine hervorragende Entlastung für die Bauchorgane und die Wirbelsäule. Für eine heilsame Flankenatmung stellt es die beste Haltung dar.

Übungen 84 bis 86

Übung 85
Ardha dandasana – Kleiner Katzenbuckel

Wirkung: Gesundheitsfördernd sind hier die gute Dehnung der Wirbelsäule und die Verbesserung der Leberfunktion.

Übung 86
Bhujangendrasana – Gestreckte Katze

Wirkung: Dieses Asana bringt die beste Entlastung des Kreislaufs und der Organfunktionen. Es verbessert stark die allgemeine Vitalkapazität. Ein weiterer Nutzen ist die Lockerung des Schultergürtels.

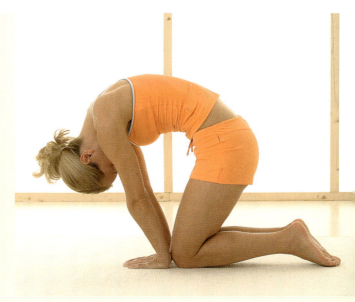

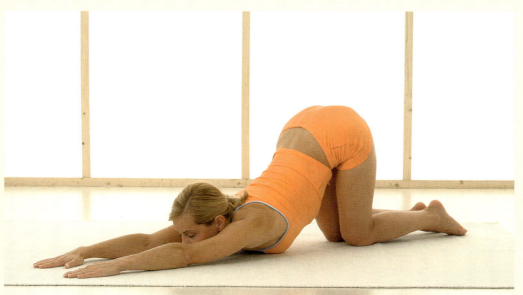

Die Asana

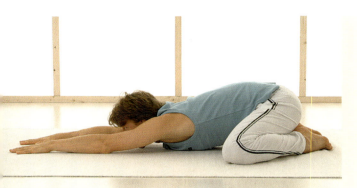

Übung 87
Supta virasana – Panther

Wirkung: Diese Haltung hilft gegen Rheuma in den Kniegelenken sowie gegen Plattfüße. Sie bewirkt außerdem eine Dehnung der Oberschenkel-Innenseiten und eine totale Entlastung der Wirbelsäule.

Übung 88
Ardha supta padangustasana – Liegendes Dreieck

Wirkung: In diesem Asana erfahren Sie eine angenehme Dehnung der Beinmuskulatur. Ihr Beinkreislauf wird entlastet, Rückenschmerzen wird dadurch vorgebeugt oder entgegengewirkt. Außerdem geschieht hier eine Beeinflussung der Beckenorgane.

Übungstipp: Denken Sie daran, dass Sie stets beide Seiten üben, die schlechtere Seite sogar noch verstärkt!

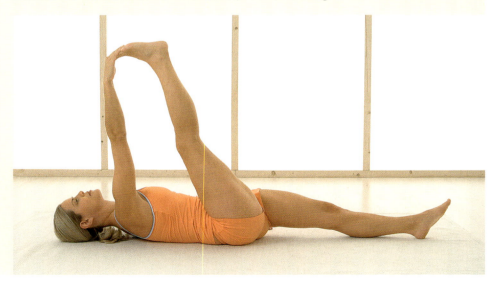

Übungen 87 bis 90

Übung 89
Pavanamuktasana II – Embryo

Wirkung: Auch hiermit erreichen Sie eine gute Lymphdrainage im Leistenbereich. Die gasentfernende Stellung mit beiden Beinen kurbelt die Funktion der unteren Bauchorgane, insbesondere die Harn- und Stuhlausscheidung, an. Sie lädt die Wirbelsäule energetisch auf.

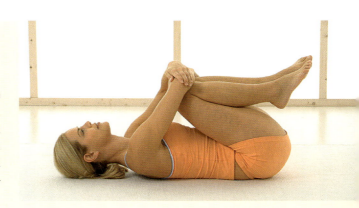

Übung 90
Pavanamuktasana I – Klammer

Wirkung: Die Klammer ist eine sehr wirkungsvolle Lymphdrainage, vor allem im Leistenbereich. Gleichzeitig wird die Hüftgelenkselastizität nachhaltig verbessert. Gegen lästige Blähungen kann auch mit dieser Haltung sehr gut geholfen werden.

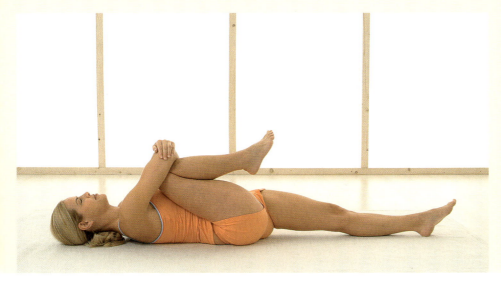

Die Asana

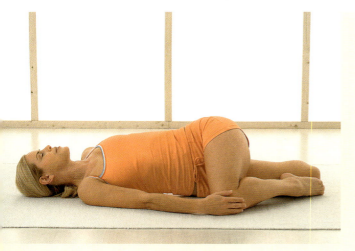

Übung 91
Ardha matsyendrasana II – Liegender König der Fische

Wirkung: Das Asana hat einen ganz ähnlichen Effekt wie der Kleine König der Fische (68). Es ist jedoch bequemer und einfacher in der Ausführung. Es stärkt die Wirbelsäule durch innere Geschmeidigkeit und lockert die Schultern. Durch die Pressung des Bauchraums werden die Eingeweide gut durchblutet. Sie atmen außerdem vertieft.

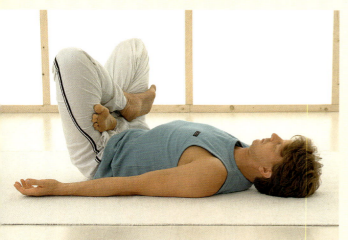

Übung 92
Padmasavasana – Entspannung des Meisters

Wirkung: Das Asana ähnelt Savasana, seine Wirkung ist jedoch stärker. Es befreit Sie von Müdigkeit und führt Sie zur Gedankenruhe (S.A.T.) mit einer Introversion (Zurücknahme) der Energie. Sie stärken Ihre Knie- und Fußgelenke, die Wirbelsäule sowie die Bauchorgane erfahren Kräftigung.

Übungen 91 bis 94

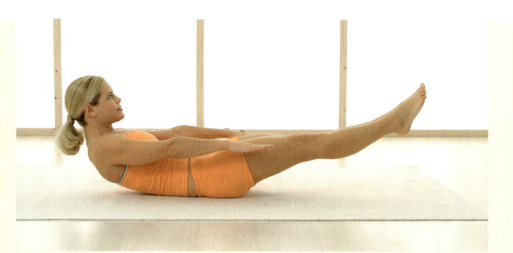

Übung 93
Pavipurna navasana – Nabeleinrenkung

Wirkung: Mit dieser Übung wird eine so genannte Symmetrisierung des Sonnengeflechts erreicht. Die geraden Bauchmuskeln werden trainiert und die Unterleibsorgane gestärkt. Ihre seelische Widerstandskraft steigt, denn es kommt zu einer Polarisierung von Yin und Yang. Das sind Gegensatzpaare aus der Traditionellen Chinesischen Medizin, wie beispielsweise das Männliche und das Weibliche oder Freude und Trauer, die sich auszuschließen scheinen und dennoch einander bedingen.

Übung 94
Parivrtta janusirsasana – Sitzendes Dreieck

Wirkung: Eine einfache Übung, die Knie und Schultern geschmeidiger werden lässt. Sie ist auch bei Arthritis heilsam.
Übungstipp: Üben Sie immer beide Seiten!

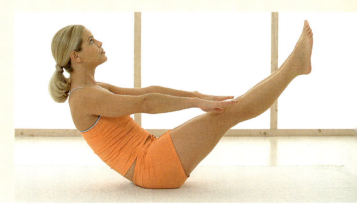

Die Asana

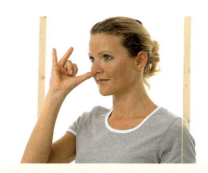

Übung 95
Nadisodhana – Wechselatem

Wirkung: Unser Atem ist die Brücke zwischen dem Leib, der Seele und dem Geist. Nadisodhana ist eine Reinigung der feinstofflichen Energiekanäle (siehe Seite 124).
Übungstipp: Das Nasenloch nur von unten mit dem Finger vorsichtig abdichten.

Übung 96
Ardha maharasana III –
Vierfüßler mit seitlichem Beinheben

Wirkung: Dieses Asana beugt einer möglichen Hüftarthrose vor und stärkt die Ausdauer.

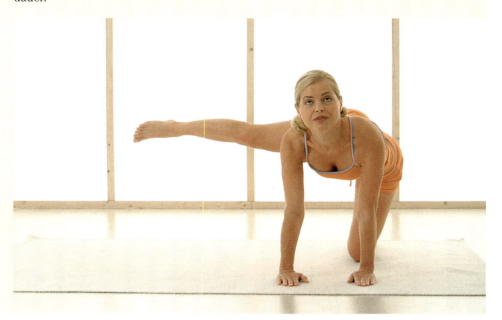

Übungen 95 bis 98

Übung 97
Stambhasana – Winkel

Wirkung: In diesem Asana wird eine schwache Bauchmuskulatur stark. Auch die Rücken- und Beinmuskeln erfahren Kräftigung.

Übung 98
**Vasisthasana –
Seitliche schiefe Ebene**

Wirkung: Der so genannte Beckenheber bewirkt eine gute Stärkung der Skelett- und Schultermuskulatur.

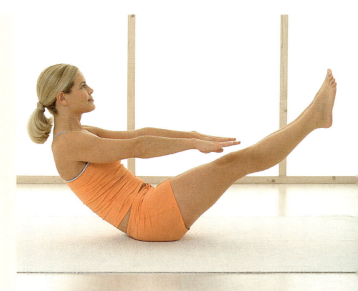

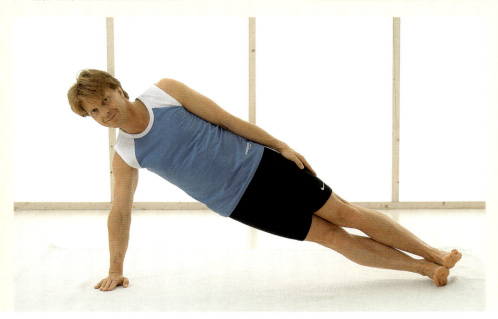

Die Asana

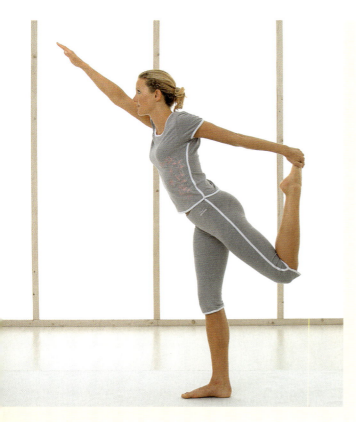

Übung 99
Natarajasana – Tänzer

Wirkung: Natarajasana verlangt großes Konzentrationsvermögen. Das Asana dehnt die Wirbelsäule heilsam nach hinten.

Übung 100
Makarasana – Fliegender Fisch

Wirkung: Hierdurch wird Ihre Lebenskraft angeregt. Das Asana stärkt nämlich den Herzmuskel. Auch der Glutaeus maximus, der Gesäßmuskel, wird bestens trainiert.

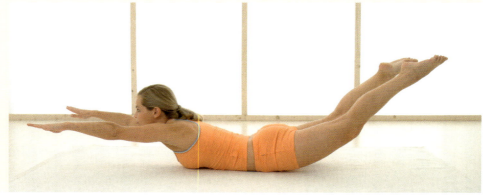

Übungen 99 bis 100 / Das Sonnengebet

Das Sonnengebet
(Surya namaskars)

Surya namaskars ist ein wesentlicher Bestandteil der Yogatherapie, aber dennoch wird es leider von vielen Yoga-Übenden wie ein Stiefkind behandelt. Sein Name erinnert an den Sonnenhymnus des Heiligen Franz von Assisi. Für uns bewegungsarme Menschen stellt es ein hervorragendes Herz-Kreislauf-Intervall-Training dar, wie es einfacher und wirksamer nirgendwo angeboten wird. Ich empfehle es ergänzend zu den Asana.

Wir verstehen unter dem Sonnengebet eine folgerechte Reihe von Asana in dynamischer Abfolge, die auf kleinstem Raum größte bewegungstherapeutische Anregung bringt. Der Vorteil des Surya namaskars ist sein dynamischer Charakter, der uns Abendländern sympathisch ist. Normalerweise wird die Reihenfolge der einzelnen Haltungen im Sonnengebet unrichtig mit elf oder zwölf Positionen wiedergegeben. Die ursprüngliche Fassung aber ist die hier abgedruckte. Sie besteht aus zehn Haltungen. Diese sind vollkommen ungefährlich, selbst wenn man die verlangte große Geschwindigkeit in der Abfolge der einzelnen Haltungen annimmt. Die Reihenfolge mit zwölf Haltungen jedoch birgt Gefahren für die Wirbelsäule in sich.

So üben Sie richtig: Zu Beginn stehen Sie aufrecht. Vor Ihnen auf dem Boden liegt als Marke ein quadratisches Tüchlein mit etwa 40 Zentimeter Kantenlänge. Die Abfolge der einzelnen Asana geschieht in der ersten Woche gemächlich, um sie genau einzustudieren. Mit der Zeit schließlich müssen Sie die Reihenfolge ganz automatisch wissen. Eine besondere Atmung ist nicht vorgeschrieben und auch nicht möglich. Nach und nach nimmt die Geschwindigkeit zu, um später rasant zu werden ohne dabei jedoch gehetzt zu sein. Als Anfänger können Sie bis zu zehn Zyklen hintereinander ausführen, der hervorragend Geübte schafft maximal 60 Durchgänge.

Vielseitige Heilwirkungen: die Kobra

Die Haltung 6 des Sonnengebets, die Kobra, wird gerne auch in anderen Asana-Reihen geübt, weil sie viele heilsame Wirkungen hat: Sie erzielt den Effekt einer Infusionsernährung für die Bandscheiben, sie bringt einen antirheumatischen und antiasthmatischen Nutzen. Die Funktion der Eierstöcke wird angekurbelt und Prostataleiden entgegengewirkt. Die Kobra öffnet die Lebenstore, die Spinal-(Rückenmarks-)nerven. Sie ist ein Nieren- und Nebennieren-Training und verstärkt die Bildung von körpereigenem Cortison.

Die Asana

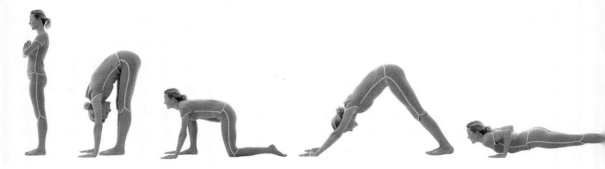

Stellung 1
Standhaltung

Die Hände ruhen in Gebetshaltung zehn Zentimeter unter der Kinnspitze auf dem Brustbein. Die Unterarme bilden eine Gerade, die Wirbelsäule ist natürlich aufgerichtet.

Stellung 2
Kniekuss

Die Hände liegen links und rechts am Tüchlein und bleiben dort bis zur Haltung 9. Das Kinn wird ans Brustbein genommen.

Stellung 3
Startung

Das ist kein eigentliches Asana. Der rechte Fuß bleibt am Boden stehen, der linke geht nach hinten, so dass das linke Knie mit einer Fußlänge hinter der rechten Ferse aufliegt. Der rechte Unterschenkel und der linke Oberschenkel stehen senkrecht. Der Kopf wird hochgenommen.

Stellung 4
Großer Katzenbuckel – Dandasana

Der rechte Fuß bleibt unverändert am Platz, wie bei Haltung 3, während sich der linke Fuß zu ihm gesellt. Jetzt werden beide Beine gestreckt und beide Fersen an den Boden gedrückt. Die Arme bilden mit dem Rumpf eine Gerade, ohne Schulterknick. Das Kinn zeigt in Richtung Brustbein, das Schädeldach zum Boden.

Das Sonnengebet

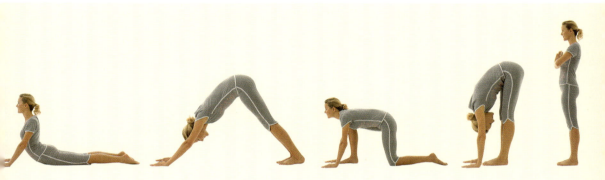

Stellung 5
Krokodil in Bauchlage – Chaturanga dandasana

Beide Hände liegen unverändert am Tüchlein. Ebenso bleiben beide Füße zusammen am gleichen Platz. Der Körper ruht in Schwebehaltung dicht über dem Boden. Er berührt den Boden, aber er liegt nicht auf. Die Hände befinden sich in Schulterhöhe, die Wirbelsäule bildet eine Gerade.

Stellung 6
Kobra – Bhujangasana

Der Körper ruht auf den Zehenspitzen und den Händen, der Kopf ist nach hinten geneigt.

Stellung 7
Großer Katzenbuckel – Dandasana

Wie Stellung 4

Stellung 8
Startung

Wie Stellung 3, diesmal jedoch soll der linke Fuß am Boden stehen, der rechte nach hinten gehen.

Stellung 9
Kniekuss

Wie Stellung 2

Stellung 10
Standhaltung

Wie Stellung 1

Heilung

Wege der Heilung

Yogatherapie besteht nicht nur aus dem regelmäßigen Üben der Asana. Sie bietet weitere wundervolle Möglichkeiten für Ihr körperliches Wohlbefinden: Die Dhauti, spezielle Reinigungstechniken, sorgen für innere und äußere Klarheit. Die richtige Atmung führt zu größerer Bewusstheit und ein stets liebevolles Handeln und Denken erhält stark und gesund.

Die Chinesische Organuhr

Chronobiologische* Ärzte und Heilpraktiker wissen, dass es nicht nur unzweckmäßig, sondern geradezu kontraindiziert (nicht anwendbar) ist, z.B. ein galletreibendes Mittel abends zu geben. Man weiß nämlich, dass die Gallensekretion ihr Maximum mittags, ihr Minimum nach Mitternacht hat. So besitzen die verschiedenen Organe ihre besonderen Zeiten, die so genannten Organmaximalzeiten (OMZ), zu denen sie für eine Heilung ansprechbar sind.

* *Die Chronobiologie ist ein Fachgebiet der Biologie. Es werden die zeitlichen Gesetzmäßigkeiten im Ablauf von Lebensvorgängen erforscht.*

HEILUNG

Nach der Organuhr ist die Leber beispielsweise ein »Nachtorgan«, die Nieren und die Blase sind »Tagorgane«. Ich habe mich deshalb in der Ersten Deutschen Yogaschule (E.D.Y.) mit dem rhythmengerechten Üben von Asana befasst. Dabei ging ich sowohl vom kollektiven Schema der Organuhr wie auch vom individuellen Verhalten des Einzelnen aus. Dieses Verhältnis musste ich jeweils untersuchen. Das Ergebnis war dann jene Tageszeit, die für den Übenden das therapeutische Maximum erbrachte.

»Zeiteinteilung und Heilung gehören zusammen.«

Die Organuhr spricht von Tag-(Yang-) und von Nacht-(Yin-)Organen. Sie werden vom Körper und seinen Zell- und Nervenregulierungen gesteuert. Gleichzeitig werden sie auch – leicht phasenverschoben – durch die Tageszeiten beeinflusst, die durch das Urphänomen Licht repräsentiert sind. Der individuelle Rhythmus ist jeweils ein Mondrhythmus von rund 25 Stunden, der irdische ein Sonnenrhythmus von 24 Stunden. Der Spannungsreiz zwischen beiden bildet den irdischen Lebensreiz. Beispiel für ein chronobiologisches Asana-Üben: Um die Nieren und die Nebennieren zu beruhigen, wähle man die Zeit zwischen 5 und 7 Uhr aus. Die Anregungszeiten finden Sie auf Seite 37.

Organuhr
2. Beruhigungszeiten

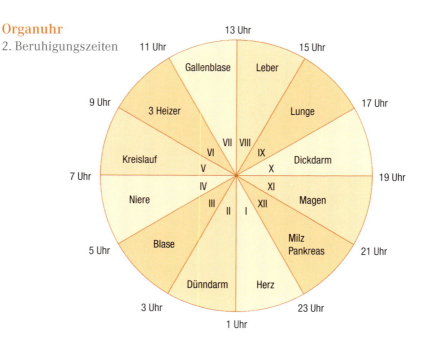

Psychosomatik und Cakren

Der Zusammenhang zwischen Psyche (Seele) und Soma (Leib) scheint für uns eine moderne Erkenntnis zu sein. Jedoch ist es in Wirklichkeit eine antike Weisheit. Hippokrates und den alten Indern war die Psychosomatik bereits bekannt, auch wenn sie diese nicht mit einem Begriff benannten. Unser Wort Psychosomatik trifft jedoch nicht den Kern, denn es erfasst nur das Seelische in Wechselwirkung mit dem Leiblichen. Es verkennt den Komplex zweifach:

1. Es muss sich zum Seelischen noch das Geistige gesellen.
2. Es besteht ein Wechselwirkungsverhältnis zwischen Leib, Seele sowie Geist und alle drei bilden eine Einheit. Aber das scheint noch mehr, noch inniger als eine Ganzheit oder ein Wechselwirkungsverhältnis zu sein.

Die Systematik der yogischen Logo-Psychosomatik finden wir in der so genannten Koca-Lehre. Diese ähnelt unseren neuzeitlichen, psychologischen Schichtenmodellen. Sie besteht aus fünf Schichten und einem Kern mit Mittelpunkt. Graphisch durch einen Kreis dargestellt (siehe Seite 113) beginnen diese Schichten mit dem äußersten Rand, der ersten Schicht, dem Anna-maya-koca. Dieses versinnbildlicht den grobstofflich-anatomischen Leib. Die drei äußersten Schichten gehören zusammen. Sie bilden das Ichfeld, das Stoffliche dieser Kocas. Folglich ist die zweite Schicht die des Seelischen oder das Prana-maya-koca. Sie ist feinstofflich. Interessant ist, dass diese zellphysiologische Schicht als »Energie-Schicht« angesehen werden kann. Sie ist den subkortikalen (unterhalb der Gehirnrinde liegenden) Zentren zuzuordnen, von welchen

»Wer vom Einzelnen über das Ganze zur Einheit kommt, erlebt, was Heilung ist.«

die Emotionalität eines Menschen gespeist und teilweise auch gesteuert wird. Ist das Anna-maya-koca »nahrungsartig«, das Prana-maya-koca »atemartig-rhythmisch«, dann ist die dritte stoffliche Schicht, das Mano-maya-koca, »geistartig-feinstofflich«. Hier entsteht das zeitliche, wandelbare Ahamkara, das Ich-bin. Seine Funktionen werden von der Großhirnrinde gesteuert. Während Anna-maya-koca und Prana-maya-koca das Organische als Brücke untersteht, verbindet Prana-maya-koca und Mano-maya-koca das Psychische.

Dass die Vorgänge in den drei äußeren Schichten wahrgenommen werden, wird durch die vierte Schicht, das Vijnana-maya-koca bewirkt. Folglich zählt diese Schicht nicht mehr zum Ichfeld, sondern bereits zum Urfeld, zum Bewusstsein. Erkenntnis ist durch Vijnana-maya-koca erst möglich. Die Verbindung zwischen Mano-maya-koca und Vijnana-maya-koca erfolgt über den Logos, über die Problembrücke.

HEILUNG

Als fünfte Schicht erscheint Ananda-maya-koca, die Schicht der Wonne des Bewusstseins; denn das Ur-so-sein des Bewusstseins ist Wonne. Die Störung dieser Wonne durch das karmische Chaos des modernen, fehlgesteuerten Lebens führt zur Umkehrung der Wonne, zur existenziellen Angst. Diese Schicht ist der Brennpunkt aller vorausgehenden Schichten. Sie nimmt Meldungen auf und strahlt Befehle zurück. Über sie geht es zum Kern, zum Jivatman. Dieser ist dem Wechselverhältnis nicht mehr zwanghaft unterworfen. Er allein vermag alle anderen Schichten zu beeinflussen ohne selbst bestimmt zu werden. Sein Mittelpunkt ist das unwandelbare »Ich bin der ich bin« des Unendlichen: Sahasrara.

Die Cakren

Den einzelnen Schichten oder Hüllen (Kocas) sind nun die so genannten Cakren zugeordnet. Diese wiederum sind Passstellen. Darüber verlaufen, wie über die Spinalnerven (Rückenmarksnerven) und deren Reflexbögen, die Befehle von innen nach außen und umgekehrt. Gleichzeitig geben sie uns Hinweise auf körperliche Lokalisierungen, wo diese ihre stofflichen, grobstofflichen und feinstofflichen Verankerungen haben. Anatomisch-physiologisch nennen wir diese Plexus oder Nervengeflechte. Sie finden sich entlang der Wirbelsäule.

So entspricht dem Muladhara-Cakra, dem Urlotus an der Basis der Wirbelsäule, der Plexus coccygeus. Hier erfolgt die rein quantitative Verteilung der Lebenskraft. Ihm folgt das Svadhisthana-Cakra, der Keimlotus, der Plexus pelvinus oder Plexus sacralis. Er bewirkt eine erste qualifizierte Zuordnung der Energie an die Organe, als Ejektionsform der Lebenskraft. Das Manipura-Cakra, der Nabellotus, wird leiblich durch den Plexus coeliacus repräsentiert, ein vegetatives Nervengeflecht mit zahlreichen Ganglien am Abgang des Truncus coeliacus aus der Aorta, der großen Körperschlagader. Es bewirkt eine weitere Spezifizierung und Assimilation der Energie.

Die Cakren stellen die Energiezentren unseres Körpers dar. An ihnen verdichtet sich der Energiefluss. Manche können die Cakren bei sich selbst erspüren.

Ihm folgt das Anahata-Cakra, der Herzlotus, ein vegetatives Nervengeflecht aus Sympathikus- und Vagusfasern um den Aortenbogen und den Truncus pulmonalis. Die Energie ist hier so weit organangepasst und modifiziert, dass sie von nun an nicht mehr auf andere Organbereiche übertragbar und wirksam wäre. Das Vishuddha-Cakra oder der Halslotus korrespondiert leiblich mit dem Plexus laryngeus. Das Ajna-Cakra, der Stirnlotus, findet seine körperliche Entsprechung im Thalamus-Hypothalamus.

Psychosomatik und Cakren

Vereinigung der Cakren mit den Kocas nach Feuerabendt

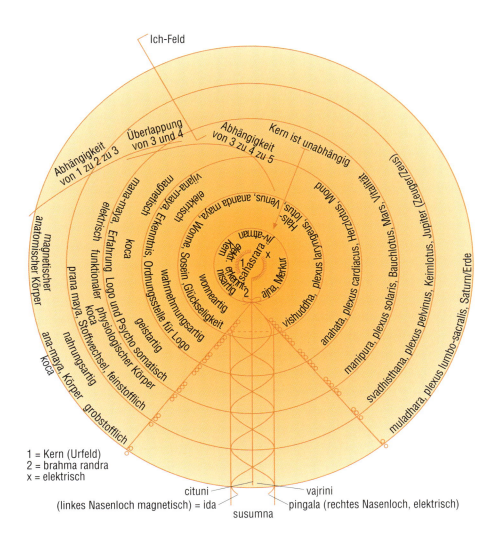

1 = Kern (Urfeld)
2 = brahma randra
x = elektrisch

Heilung

Wie man die Cakren aktiviert ist ein Geheimnis

Die nicht aktivierten Cakren können durch eine geheime Yogatechnik aktiviert werden. Es ist eine der schwierigsten und verschwiegensten Praktiken. Dazu muss der Yogi die genaue Zeit des Vollmonds, pünktlich mittags um zwölf Uhr Ortszeit, nutzen. Die Technik kann hier nicht im Einzelnen wiedergegeben werden. Ihre Beherrschung allerdings ergibt die große Gesundheit des Yoga. Diese Kunst ist eine Zusammenfassung aller Techniken des übernatürlichen Yoga in Form der pranischen (energetischen) Aufladung in quantitativer und qualitativer Hinsicht, zuerst durch das S.A.T. (siehe Seite 12), dann durch die Asana, das Pranayama, Pratyahara, Dharana und Dhyana.

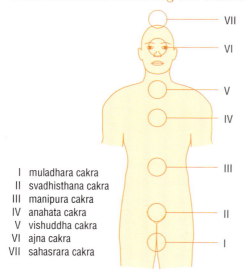

Schematische Darstellung der Cakren

I muladhara cakra
II svadhisthana cakra
III manipura cakra
IV anahata cakra
V vishuddha cakra
VI ajna cakra
VII sahasrara cakra

Zu dieser Kunst gehört auch die elektrisch-magnetische Polarisierung der Energien. Ich gehe dabei davon aus, dass unsere beiden Großhirnhälften verschieden gepolt und dadurch verschiedenen Bereichen der Weltauffassung und des Handelns zugeordnet sind: Der linken Hälfte (Hemisphäre) untersteht mehr die elektrische Yang-Seite, das Denken im raum-zeitlich-kausalen Kontinuum oder die intellektuellen Fähigkeiten. Der rechten Seite sind mehr die emotionale, magnetische Yin-Sphäre mit den transzendierenden Eigenschaften von Gestalt, Sinn, Ton, Wahrheit und Unendlichkeit zugeordnet.

Jeder hoch geistige Mensch ist künstlerisch begabt

Gegenwärtig misst man in der Psychodiagnostik den Intelligenzquotienten (IQ) als Leistung der linken Gehirnhälfte. Ich stelle das durch qualitative Gehirnstrom-Messungen (Alpha-, Beta-, Gammawellen und andere) fest. Die Messwerte dieser einen Hälfte ergeben nach meinen Untersuchungen Höchstwerte eines IQ um 140. Alle Werte, die darüber hinausgehen, bedürfen des Zusammenwirkens beider Hirnhälften. Wer also einen IQ von mehr als 140 aufweist, zeigt an, dass sich beide Großhirnrinden in sein Tun und Denken einschalten. Dies ist beispielsweise bei Goethe, Bach, Leibniz, Platon und anderen großen Persönlichkeiten der Fall.

Dieser funktionellen Einheit der Großhirnrinde, der ein Sondertraining der rechten Gehirnhälfte zugrunde liegt, weil wir von Natur aus zerebral links gepolt sind, folgt neben dem geistigen Ganz-Mensch-Sein die gesundheitliche Festigung des Yogi. Ich zähle dieses Erreichen der zerebralen Einheit zu den Urzielen des Yoga.

Wer Yogatherapie treiben will, muss sich einem logo-psychosomatischen Training unterwerfen. Das bedeutet, dass er die beiden ersten und verkannten Stufen des 8-stufigen Yoga-Pfads, Yama und Niyama, wichtig nehmen und beleben muss. Dadurch fördert er seine geistige Umsicht und Gefühlstiefe samt seiner Gesundheit. Ich sehe vor allem die Pflege der musischen Seite der Persönlichkeit hierfür als entscheidend. Jeder hoch geistige Mensch ist gleichzeitig ein musischer Mensch. Seine künstlerischen Anlagen sollten gefördert werden. Von den Asana empfehle ich dazu vor allem den Kopfstand (24).

Die einseitige Überaktivierung der linken Gehirnhälfte geht auf unsere mangelhafte Erziehung und gestörte Zivilisation zurück.

Körperlich gehen Wohlsein und Krankheit immer vom Gehirn aus. Sind Bereiche des Gehirns gestört, beispielsweise durch Hirn-Ödeme, können diese durch richtig angepasste Schwingungen oder durch Förderung der Ganzheit der Rindenfunktionen heilsam beeinflusst werden. Auch schwere Leiden wie Karzinome erfahren vom Gehirn her ihre Steuerung. Eine völlige Polarisierung aller Kräfte durch Asana und das S.A.T. ergibt auch die Polarisierung der beiden Gehirnhälften und damit Gesundheit. Die Persönlichkeit wird frei und gesund, denn jede Krankheit geht auf eine Störung der Polarität zurück.

Der Atem bedeutet für das Leben alles

Atem ist Seele. Er wird dem Selbst (Atman) gleichgesetzt. Die Atmung ist die Krone des Stoffwechsels und die Grundlage einer jeden Logo-Psychosomatik. Der Inhalt des Atems ist Lebenskraft (Energie, Anna-maya-koca), Geist (Mano-maya-koca) und Rhythmus (Bewusstsein = Jivatman = Urenergie). Gleichzeitig ist der Atem die Brücke zwischen Leib, Seele und Geist. Die Atmung besitzt wie die Cakren Passcharakter. Pranayama steht zwischen den Asana und dem Raja-Yoga und verbindet beide.

Pranayama, die Kunst der yogischen Atembeherrschung und Atemführung, beginnt mit dem Anhalten der Atmung (Kumbhaka). Die ichhafte und eshafte Bewusstmachung des eigenen Atems steht am Anfang, ohne diesen in seinem natürlichen Rhythmus zu stören.

HEILUNG

Zuerst muss beim Üben die individuelle Atemweise berücksichtigt werden. Dann kann man zur pranischen Atemform übergehen, dem bewussten Verlängern von Einatmen, Luft anhalten und Ausatmen, welche die einzelnen Pranayamas beinhalten. Die Atmung steigert unsere Bewusstheit (Aufmerksamkeit) durch den Rhythmus. Der Rhythmus selber ist die Quelle größter therapeutischer Kraft. Er polarisiert alle Geschehen und Organgeschehen. Bewegten sich alle Moleküle der Luft eines Zimmers z.B. in die gleiche Richtung, besäßen wir eine gewaltige Batterie. Eine solche Gleichschaltung der Lebenskraft schafft der rhythmische Atem durch die Technik der Bandha (siehe Seite 122).

Pranayama ist mehr als nur Sauerstoff
Sprechen wir im Pranayama von Luft, meinen wir nicht nur die materielle Luft (Sauerstoff), sondern ebenso geistige Kräfte in der Luft. Diese werden meditativ-imaginativ durch Vorsatzbildung, aber auch durch geheime Techniken, geweckt. Durch die Kunst der Atemführung können wir die Luft geistig überall mit dem Körper ein- und ausatmen. Wir durchatmen unsere Organe in der Vorstellung. So gibt es keinen körperlichen Atem ohne den geistigen Atem. Alle Kräfte wirken bei der Atmung.

Prana ist eine nicht nachweisbare Kraft

Ebenso beeinflusst unser Gedankenklima den Atem, wie die Atmung umgekehrt auf das Denken wirkt. Ich spreche hier von dem Form-Parallelitäts-Gesetz der Yogatherapie.

Der Rhythmus bestimmt sowohl die einzelnen Atemzyklen als auch die Glieder eines Zyklus. Dadurch wird der äußere, materielle Atem zu einem geistigen harmonisch erweitert.

Wenn ich meine Aufmerksamkeit auf die Atmung lenke, wird die Beherrschung der Gedanken (Konzentration) leichter. Viele Krankheiten aber haben ihre Ursache in Konzentrationsschwäche und Verwirrung. So, wie die Gedanken kein Ziel mehr finden, so finden die Organe und die Körperzellen nicht mehr das Ziel der Gesundung. Auch die weiteren Stufen des großen, 8-stufigen Yoga wie Pratyahara, Dharana, Dhyana und Samadhi werden vom Atem gelenkt.

Pranayama führt über die Vermehrung der materiellen Lebenskraft ebenso zu einer Vermehrung der seelisch-geistigen Kräfte. Das Wort Pranayama bedeutet Prana-Kontrolle, Verlängerung und Meisterung des Atems. Prana selbst ist eine bis heute nicht direkt nachweisbare Energie. So, wie im Yoga sich alles im Sein und Dasein des Menschen in

Der Atem bedeutet für das Leben alles

Schichten (Kocas) auflöst und dabei eine Schicht auf die andere wirkt, so wirkt auch eine Kraft auf die andere. Der Prana-Energie-Strom als Primär- oder Nadi-Energie wirkt auf die Ionen-Energie der Meridiane. Diese wiederum wirken auf die Nervenbahnen. Prana ist nadische Energie. Die Meridiane sind Ionen-Energie. Beide besitzen keine anatomischen Entsprechungen (Bahnen).

Ohne Prana können Geist und Körper weder existieren noch funktionieren. Selbst das Bewusstsein drückt sich durch Prana im Ichfeld aus. Es ist ohne Prana wahrnehmungs- und orientierungslos. Beim Ausatmen entleert das Prana den Körper vom Unrat der Gedanken. Das Ausatmen muss dabei aber mit Wohlgefühl verbunden sein. Die Prana-Assimilation (Vereinigung) und Dissimilation (Entleerung) findet ununterbrochen statt. Aufnahme und Austausch erfolgen über das so genannte Pranavayu und Apanavayu. Mund (Pranavayu) und After (Apanavayu) liegen beim Prana nebeneinander am unteren Brustbein auf der Höhe des Anahata-(Herz-)Cakras. Deshalb ist diese Stelle in der Körper-Meditation wichtig. Die Beherrschung aller Bewegungen (vor allem der Organgeschehen) des Körpers gelingt durch den Atem. Das Wissen um die verschiedenen Atembewegungen gestaltet sich zur Grundlage eines metaphysischen Erkenntnisprozesses. So wird aus einer anfänglichen Atemgymnastik ein Überleitungsgeschehen von der Materie (Körper) zum Geist. Tiefes Durchatmen allein hat nichts mit Pranayama zu tun, ist aber gesund. Der heilsame Einfluss beruht auf der vermehrten Einatmung von Sauerstoff und den sich daran anschließenden Rückkoppelungen (Organ-Antworten).

Der pranische Vierphasenatem (Nach Feuerabendt auch »Pranischer Atemzyklus« genannt)

1. Einatmen = Empfangen der Kraft, geschieht aktiv (Puraka)
Formel: »Ich atme Kraft ein.«
2. Anhalten der Luft = oberes Kumbhaka (Antara kumbhaka)
Formel: »Ruhe und Fülle in mir.«
3. Ausatmen = durchströmendes Wohlgefühl, geschieht passiv (Rechaka), sich in die Ausatmung hinabsinken lassen
Formel: »Ich atme Wohlgefühl der Entspannung aus.«
4. Stillstand des Atems = unteres Kumbhaka (Bahya kumbhaka), vollkommene Entspannung.

Übrigens: Dr. Oscar Hammer (siehe Seite 147) konnte nachweisen, dass keine Sauerstoffanreicherung des Blutes und der Zellen mit Retard-Effekt (nachhaltig) erzielt wird ohne gleichzeitige mittelkräftige Anstrengung beim Atmen.

Pranische Atemweisen und Kumbhaka

- *Vollatmung,* bestehend aus der Bauch-, Flanken-, Rücken-, Brust-, Schlüsselbein- und Beckenraum-Atmung
- *Rundatmung,* zu der die Bauch-, Flanken- und Rückenatmung gehören
- *Einzelatemweisen,* aus denen die Vollatmung zusammengesetzt ist

Dabei lassen sich die einzelnen Atembewegungen dem Bewusstsein zuordnen: die Bauch- und Beckenatembewegung dem Unbewussten, die Schulteratmung (Schlüsselbeinatmung) dem Über-Ich (Verspannungsatem).

Kumbhaka bezeichnet das Anhalten des Atems. Die kleinen Kumbhaka dauern bis zu 20 Sekunden, die mittleren bis 90 Sekunden und die großen über 90 Sekunden. In der europäischen Praxis (Erste Deutsche Yogaschule, E.D.Y.) verwende ich für therapeutische Zwecke nur die kleinen Kumbhaka, denn sie scheinen gefahrlos. Die Dehnung der Zwischenrippenräume (Interkostalraum) ergibt vorbeugend gegen Herzinfarkt eine gesteigerte Nachdurchblutung des Herzmuskels. Die Organe für die Aufnahme von Prana sind die Nase (die Nervenendungen in den Nasengruben), die Haut, die Lungenalveolen (Lungenbläschen) und die Zungenspitze. Das Organ für die Abgabe von Prana indessen ist allein die Haut.

> Wir wissen, dass jede Zelle ihr eigenes, ständig fließendes Ionenklima (im Yoga Nadiklima) besitzt. Es ist biodynamisch und bewirkt einen Fließkreis.

Die genannten Prana-Organe leiten den Pranastrom über Pingala (rechter Nadikanal, Nervenstrom) und über Ida (linker Nadikanal) zu Sushumna (Mitte). Beim Ungeübten ist der Pranaverlauf im Körper mehr oder weniger diffus (zerstreut). Erst durch die Kumbhaka und die Bandha (siehe Seite 121) wird der Pranastrom gleichsam gebündelt, orientiert und somit auch therapeutisch wirksam. Überhaupt beinhaltet das Pranayama die allgemeine Technik des Yoga, durch die man mit der Lebens- und Urenergie heilsam umgehen kann.

Die Nadi sind Kanäle des Prana

Auch das Prana besitzt einen Stoffwechsel. Er ist fünffach in seiner Lebensenergie: Prana, Apana, Samana, Udana und Vyama. Diese sind Aspekte der Urenergie. Die Bahnen oder Kanäle des Prana nennt man Nadi. Die Energie, die in ihnen strömt, ist das Bindu. Man spricht in der Literatur von 72.000 Nadi im Körper, also von unschätzbar vielen. Im Allgemeinen sind sie energieleer. Sie zeigen den so genannten Wadi-Effekt (Wadi = ausgetrockneter Wüstenfluss).

Der Atem bedeutet für das Leben alles

Erst durch die Pranayama-Technik gelangt Energie (Ojas) in die Nadi-Wadi. Die Steigerung des Pranastroms zu bioenergetischer Wirksamkeit nenne ich den pranischen Laser-Effekt. Dieser erzeugt eine Qualitätsänderung der Wahrnehmung und der Organtätigkeit. Das Ziel der Pranayama-Technik ist, Ojas zu erzeugen, es zu bündeln, zu kanalisieren, dann in die Organtätigkeit zu binden und letztlich den Körperhaushalt neu zu polarisieren.

Die Grundelemente des Pranayama

- Der Rhythmus
- Die Bandha (Festhalten der Energie)
- Die Nadi (Kanalisieren)
- Die Cakren (Passstellen binden)
- Kumbhaka (Atemstillstand)
- Puraka (Einatmung)
- Rechaka (Ausatmung)
- Das Bewusstsein

Unser Organismus wird durch die Kumbhaka in eine Sauerstoffblockade versetzt, die für ihn ungünstig erscheint, jedoch nicht tödlich ist. Im Gegenteil: nicht durch die Sauerstoffdrosselung, sondern durch den unterbrochenen Rhythmus in der »Formatio reticularis« (netzartige Anordnung) der »Medulla oblongata« (verlängertes Rückenmark) wird die Automatie der Atmung stillgelegt. Dies bewirkt, dass eine Art Alarmvorsorgehaltung der Neuronen (Nervenzellen) einsetzt, die in der Folgezeit, etwa drei bis fünf Stunden, den Sauerstoff intensiver als gewöhnlich aufnehmen lässt.

Dies nutzt die Yogatherapie entscheidend, um das Reaktionspotential des Blutes heilsam einzusetzen. Dadurch steigert sich seine körpereigene Selbstregulation. Es werden Biostimulanzien erzeugt, die fähig sind, alle vitalen Kräfte im Organismus anzuregen. Dabei ist die Dauer der einzelnen Übungen zweitrangig, entscheidend ist stets der Rhythmus.

Die sieben Regeln für gefahrloses Üben

1. Üben Sie regelmäßig Asana.
2. Halten Sie beim Pranayma-Üben die Wirbelsäule senkrecht.
3. Praktizieren Sie bei jedem Kumbhaka Mula bandha (siehe Seite 122).
4. Üben Sie Kumbhaka nur nüchtern.
5. Halten Sie das obere Kumbhaka mittelvoll, das untere mittelleer.
6. Atmen Sie bei Luftverlangen sofort wieder.
7. Überspannen oder übertreiben Sie grundsätzlich nichts.

HEILUNG

Wertvolle Hinweise für das Üben von Pranayama

- Was Sie tun, entscheidet Ihr Yogatherapeut. Zur Einstimmung dienen Asana, zur Körperreinigung der anatomischen und geistigen Atemwege (Nadi) die Dhauti.
- Die besten Übungszeiten sind morgens, mittags, abends und um Mitternacht.
- Fangen Sie im Februar oder August mit dem heilsamen Pranayama an.
- Ruhe ist die Grundbedingung für das Üben; bleiben Sie stets entspannt.
- Die einmal gewählte Tageszeit soll immer bestehen bleiben.
- Die Wirbelsäule ist bei allen Asana senkrecht im schwebenden Gleichgewicht.
- Der Kopf hängt bei allen Pranayamas (außer bei gesonderter Angabe) mit dem Kinn auf das Brustbein herab (Jalandhara-bandha-Haltung).
- Die Augen sind geschlossen.
- Die Arme sind ausgestreckt. Die Hände ruhen im Jnana mudra entweder auf den Knien, der Zeigefinger ist dabei unter den Daumen gelegt, die übrigen Finger sind gestreckt und die Handflächen nach oben geöffnet oder die beiden Handrücken liegen aufeinander, wobei die Handkanten unterhalb des Brustbeins an den Leib gedrückt werden.

Die Pranayama-Körperhaltungen

Am besten bewährt für das Pranayama haben sich der Lotussitz (8), der Halbe Lotussitz (7), die Gleichehaltung (1), der Diamantensitz (11) und das Gleichseitige Dreieck (5).

Die wichtigsten Übungen des Pranayama

Um Pranayama als therapeutisches Werkzeug einsetzen und von seinen heilsamen Wirkungen profitieren zu können, müssen Sie die verschiedenen Formen beherrschen.

Zunächst müssen Sie den *Rundum-Atem* kennen lernen. Er ist die Grundatemform des Pranayama, bei der die Brustspitze ruht. Der dabei entstehende Druck auf die Eingeweide wirkt bis in die Beckenbodenmuskulatur (diaphragma pelvis) hinab. Der Anfänger wird diese Atemform zunächst mit Anstrengung vollführen, denn er muss einen Druck auf den After ausüben. Mit der Zeit wird die Übung leichter. Beachten Sie: Die Grundatemform wird in alle Asana mit hineingenommen.

Wenn Sie sich körperlich stark anstrengen, gibt es neben der Rundum-Atmung (Grundatemform) zur Unterstützung der Herztätigkeit die Technik der *Vollatmung* mit bewegter Brustspitze. Dabei stehen Sie aufrecht, halten Ihre Arme seitlich waagrecht. Die Hand-

Die wichtigsten Übungen des Pranayama

flächen sind nach unten geöffnet und die Atembewegung fließt nach unten in den Bauch- und Beckenraum. Die Lungen füllen sich von unten nach oben mit Luft. Umgekehrt erfolgt dann die Ausatmung. Dabei muss sich die Atemmuskulatur völlig in den Bauchraum hinabsenken (hinabentspannen). Wir wissen, dass die Ausatmung gegenüber der Einatmung etwas mehr Zeit in Anspruch nimmt. Dies ändert sich bei der *Pendelatmung* oder *Wellenatmung*. Hier dauert die Ausatmung genauso lang wie die Einatmung. Diese Zeitgleichheit (Phasengleichheit) kommt einem Kumbhaka gleich und regt den Rhythmus an. Der Pendel- oder Wellenatem sollte deshalb vor dem eigentlichen Pranayama geübt werden und mit einem unteren Kumbhaka enden.

> *Von großer Bedeutung: Kumbhaka und Bandha*
> Während die Kumbhaka eine allgemeine Form des Atemstillstandes sind, beeinflussen die Bandha den Körper und seine Energieverlagerungen in ganz besonderer Weise. Die Bandha kommen einer Pressung gleich und steigern die Energie in bestimmten Körperbereichen. Die Kumbhaka und die Bandha sind somit zweifelsohne die wichtigsten Elemente des Pranayama.

Die drei Bandha

- Mula bandha – im Beckenraum wirkend
- Uddiyana bandha – im Bauchraum wirkend
- Jalandhara bandha – im Kopf- und Halsraum wirkend

Alle drei Bandha zusammen, gleichzeitig geübt, nennt man Bandha traya. Die Heilwirkung der Bandha besteht neben der Fokussierung (Sammlung der Energie auf einen Punkt) des Prana, dem Laser-Effekt, aus dem Schließen der so genannten 16 Lebenspässe (Adhara), auch vitale Orte genannt. Dadurch erfolgt eine Introversion der Energie, die Organenergie steigert sich.

Die 16 Lebenspässe:

1. Die Daumen
2. Die großen Zehen
3. Der After
4. Die Knie
5. Die Zungenspitze
6. Die Nase
7. Der siebte Halswirbel
8. Das Herz
9. Das Geschlechtsteil
10. Die Fersenwurzel
11. Die Augen
12. Der Hinterkopf (Ohren)
13. Das Gaumenzäpfchen
14. Das Gebiss
15. Der Nabel
16. Der Scheitel

HEILUNG

Mula bandha, Jalandhara bandha und Uddiyana bandha

Mula bandha (mula = Wurzel): Sie ziehen den äußeren Afterschließmuskel zusammen, Asvini mudra genannt. Dann wird mit dem Afterheber, dem musculus levator ani, der kontrahierte Muskel in den Rumpf eingezogen. Dabei erfolgt ein Kontraktionsreflex auf den inneren Schließmuskel. Jetzt atmen Sie ein, das Zwerchfell wird dabei nach unten auf die Eingeweide gepresst. Der dabei entstehende Druck setzt sich bis in die Beine wie auch nach oben fort. Im oberen Kumbhaka (mit voller Lunge) wird Mula bandha einige Sekunden geübt. Mit der Zeit können Sie ein wenig steigern. Aber üben Sie nicht ohne Yogatherapeuten!
Wirkung: Durch das Kumbhaka allein wird der Parasympathikus gereizt. Nur das Corpus coccygäum bleibt davon ausgeschlossen. Durch Mula bandha jedoch wird auch dieses stimuliert, was den Fließkreis biopositiv polarisiert. Das Prana wird fokussiert, die Zellfunktion gesteigert.

Jalandhara bandha (jala = Gewebe): Sitzend richten Sie den Rumpf ganz auf, legen das Kinn auf das Brustbein, ziehen die Kehle zusammen (Kehlverschluss = schlucken und das Schlucken anhalten) und pressen die Energie hoch in den Schädel. Das Pressen dürfen Sie am Anfang nicht zu stark gestalten, weil sonst eine zu anregende Wirkung auf die Schilddrüse erfolgt.
Wirkung: Die Lebenskraft, ein Ergebnis der Polarität zwischen dem Thalamus und dem vegetativen Nervenzentrum (Rautenhirn/Zwischenhirn), wird gespeichert. Es erfolgt also eine Introversion der Energie. Außerdem wird der Blutstrom zum Gehirn und den Lungen beeinflusst. Prana wird fokussiert zum Herzen geleitet. Ebenso erfahren die Schilddrüse und die Nebenschilddrüsen Anregungen. Das Corpus caroticum und das Glomus caroticum werden stimuliert. Das Gehirn wird pranisch aufgeladen.

Uddiyana bandha (uddiyana = emporfliegen): Manche behaupten, dieses Bandha sei das wesentlichste in der Yogatherapie. Sie üben sitzend oder stehend. Beim Stehen sind beide Beine leicht gespreizt, Sie neigen sich leicht nach vorne, legen die Hände über den Knien auf die Oberschenkel, atmen total aus (unteres Kumbhaka), schlucken und halten den Schluckverschluss an. Nun hebt sich durch die mechanische Einatembewegung Ihr Brustkorb hoch. Da aber durch den Verschluss keine Luft durch die geschlossene Luftröhre einfließen kann, entsteht ein Unterdruck im Bauchraum, der das Zwerchfell kraftvoll nach oben in den Brustkorb zieht. Magen- und Darmtrakt werden in ihrer Lage wesentlich

Die wichtigsten Übungen des Pranayama

beeinflusst und verändert, ebenso wird das Herz von seiner natürlichen Schräglage (23 Grad) in die Senkrechte gedrückt (Herzmuskelmassage). Die Lungendurchblutung wird gegenüber der Normaldurchblutung auf etwa 250 v. H. gesteigert.
Wirkung: Uddiyana zwingt den diffusen Pranastrom, fokussiert durch das Sushumnanadi zu fließen. Alle Rumpforgane werden dadurch erfasst und heilsam beeinflusst.

Durch das Üben von *Bandha traya* (Mula bandha, Jalandhara bandha und Uddiyana bandha zusammen) indessen wird die unverfälschte Energie des »Unten«, der Gattung, in den übrigen Leib und ganz nach oben gebracht – als Summe der Wirkung aller drei Bandha. Es wird ausgeatmet: unteres Kumbhaka. Dann werden alle drei Bandha in der vorher beschriebenen Weise in der Reihenfolge von oben nach unten eingeübt und umgekehrt aufgelöst.

Heilsame Imaginationen steigern die Energie

Jede Übung (Asana und Pranayama) in der Yogatherapie sollte von einer heilsamen Vorstellung begleitet werden. Solche Imaginationen, »Einbildungen« (Hineinbildungen lebensbejahender Bilder), steigern unsere Energie. Viele Ärzte sind noch so befangen zu glauben, Imagination, Suggestion und Einbildung seien aus therapeutischer Sicht wertlos oder wirkten nur funktionell. Doch ganz im Gegenteil: An der Universität Kalifornien (1975) stellte man bei einer Untersuchung über schmerzstillende Mittel fest, dass Placebos zur Bildung von körpereigenen, schmerzstillenden Verbindungen, den Endorphinen, führt. Den Placebos an Heilwirkung mindestens gleichkommend sind meiner Meinung nach auch beispielsweise eine felsenfeste Überzeugung, Worte, Töne, Vorstellungen und Farben. Auch sie erzeugen Endorphine.

Ein ganzes Leben in der Vorstellung, im Wahn (jemand bildet sich ein, er sei dieser oder jener oder er habe eine Krankheit) ist meiner Meinung nach genauso wirksam, heilsam oder krank machend wie die beste oder die schlechteste Medizin. Erst durch Yogatherapie erkennt man, dass unser Denken radikal falsch ist und dass wir die Unterscheidungsfähigkeit zwischen Gut und Böse verloren haben. Das Negativ-Krankmachende wird durch Denken vorprogrammiert. Alles, was körperlich in Erscheinung tritt, ist bloße Folge. In Zukunft werden sich demgemäß die Medizin (Mediatorforschung) und die Psychotherapie diesem Feld noch viel mehr widmen müssen.

Durch bloße Vorstellungen werden Pforten geöffnet und Kräfte frei, die für unsere Heilung von unschätzbarem Wert sind, vor allem weil es keine Nebenwirkungen gibt.

Heilung

Die Technik des Pranayama

Wollen wir pranisch atmen, müssen die Luftröhren und die Nase frei sein. Reinigen Sie diese daher grobstofflich mit der *Jala-neti-Nasendusche*. Über den Hals eines kleinen, speziellen Kännchens ziehen Sie leicht gesalzenes Wasser jeweils in ein Nasenloch hoch, bis es hinten im Hals wieder herunterläuft. Dies wiederholen Sie so oft, bis die Nasenlöcher ganz frei sind. Danach trocknen Sie die Nasenschleimhäute durch Bhastrika, die Blasebalgatmung (siehe Seite 126) wieder. Ohne Bhastrika würden die Nasenschleimhäute zu sehr austrocknen.

Nadisodhana – die Reinigung der Nadi

Nach Jala neti folgt Nadisodhana (95). Darunter verstehen wir die Reinigung der Nadi. Sie bereitet den freien Fluss des Prana im Körper vor und räumt energetische Hindernisse in den Nadi weg.

Die Technik des Nadisodhana: Eine Hand ruht im Jnana mudra auf den Knien, die andere legt den zweiten und dritten Finger auf die Handfläche und hält abwechselnd einmal mit dem Daumen das eine und einmal mit dem Ringfinger das andere Nasenloch zu. Männer beginnen mit dem linken (Ida), Frauen mit dem rechten Nasenloch (Pingala) zu atmen.

> *Das Miniatur-Reizklima in der Nase*
> Der Atemstrom soll bei Nadisodhana genau in der Mitte des Nasenkanals hochkommen. Nur so bewirkt er eine maximale Luftreibung, ein nasales Reizklima. Diese Reibung ionisiert die Atemluft ein wenig. Die Sauerstoffaufnahme in den Alveolen (Lungenbläschen) wird dadurch angeregt. Durch Nadisodhana erzeugen Sie also ein Miniatur-Reizklima in der Nase, wie Sie es sonst nur am Meer oder im Gebirge erleben.

Die Atmungsfolgen des Nadisodhana: Rechts ein – Wechsel auf das andere Nasenloch – links aus-ein – Wechsel – rechts aus-ein und so weiter. Nach jeder Ausatmung wechseln Sie. Aus- und Einatmung gelten jeweils als Zyklus. Nach zehn Zyklen Antara-Kumbhaka üben, dann alles wiederholen.

Die Technik des Pranayama

Suryabheda – nur unter Aufsicht eines Yogatherapeuten

Sie üben hier nach jedem Nadisodhana-Zyklus ein Antara kumbhaka mit Jalandhara bandha so lange, bis der Schweiß ausbricht. Keine Sorge, das ist ungefährlich. Natürlich gilt das nur für wirklich Geübte unter der Aufsicht eines erfahrenen Yogatherapeuten. Dadurch werden beide Nasenlöcher frei und Sie sind für das weitere Üben vorbereitet. Beachten Sie dabei unbedingt folgendes: Die Ausatemlänge sollte die Einatmung zeitlich übertreffen, im Verhältnis eins zu drei oder eins zu vier. Nach Suryabheda gehen Sie in Savasana (Toter Mann, siehe Seite 35).

Ujjayi pranayama – einfache und schwierige Version

Hier unterscheiden wir grundsätzlich zwei Formen: die einfache Übung für den Anfänger, Ujjayi, und die etwas schwierigere für den Fortgeschrittenen, Jalandhara ujjayi. Dafür sind folgende Haltungen seit vielen Jahren erprobt: Lotussitz oder Diamantensitz mit Rundum-Atmung als Vorbereitung (siehe Seite 120) und Jnana mudra (siehe Seite 54).

Die Technik des Ujjayi: Sie ziehen Ihre Kehle fest zusammen und atmen durch Ihre verengten Glottis (Stimmritzen). Das erzeugt einen leichten Schnarchton beim Einatmen, der gesteigert wird. Dieser Schnarchton drückt aus, dass durch Luftreibung wieder ein Reizklima entsteht. Nach einem mäßigen Antara kumbhaka wird ausgeatmet; die Glottis bleiben weiterhin verengt, so dass der Schnarchton auch weiterhin zu hören ist. Dies ist ein Zyklus. Wiederholen Sie diesen 10-, 20- oder 30-mal, dann üben Sie Savasana (siehe Seite 35).

Die Technik des Jalandhara ujjayi: Jalandhara bandha vertieft die Wirkung dieser Übung. Nehmen Sie die gleiche Haltung wie bei Jalandhara bandha ein. Atmen Sie ujjayihaft ein. Der Schnarchton erklingt noch stärker, die Luftreibung wird noch intensiver. Nach voller Einatmung erfolgt ein langes Antara kumbhaka, das von Mula bandha begleitet wird. Die Ausatmung läuft nur über das linke Nasenloch, wobei das andere Nasenloch wie bei Nadisodhana verschlossen bleibt. Dies ist ein Zyklus. Die Ausatemlänge wird vom Zwei- bis zum Vierfachen des Puraka gesteigert. Während der Ausatmung Jalandhara bandha beibehalten. Denken Sie an die sieben Regeln für gefahrloses Üben (siehe Seite 119), überspannen oder übertreiben Sie nichts!

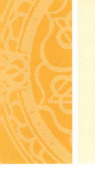

HEILUNG

Bhastrika pranayama – zwei Techniken

Es gibt zwei Möglichkeiten, die Blasebalgatmung, durchzuführen. Bevor Sie jedoch beginnen, sollten Sie eine gemäßigte Bhastrika-Atmung, das leichte Hundeatmen nach Sacharow üben. Starten Sie sofort mit Bhastrika pranayama, dieser gewalttätig anmutenden Atemweise, könnten Sie möglicherweise Asthma bekommen. Arbeiten Sie sich deshalb vorsichtig an Bhastrika pranayama heran.

Richtig eingeübt zählt Bhastrika pranayama zu den heilsamsten Atemübungen der Welt. Das vorbereitende Hundeatmen wird mit einem mittleren Kumbhaka beendet (Stellung zwischen Antara und Bahya). Der Hundeatem massiert das Herz von innen. Extrasystolen und selbst Angina pectoris oder Herzstechen werden positiv beeinflusst. Durch das ruhige, tiefe Ausatmen am Schluss nach dem Hundeatem wird ein heilsamer Nachhalleffekt spürbar gegen die asthmatische Sperre. Nach mehreren Wochen sind Sie auf das kräftige Bhastrika vorbereitet, das Sie nicht länger als 30 Sekunden üben.

Bhastrika – Stufe I: Sie atmen durch beide Nasenlöcher kräftig und rasch, ohne zu verweilen, aus und ein. Sie wiederholen die einzelnen Zyklen 30- bis 40-mal und üben dann Ujjayi mit Antara kumbhaka und Mula bandha. Sie wiederholen diese Zyklen noch zwei- oder dreimal in gleicher Weise. Dann üben Sie Savasana (siehe Seite 35) und das tierische Dehnen (siehe Seite 12) bis zur völligen Gelöstheit.

Bhastrika – Stufe II: Üben Sie genauso wie oben, atmen Sie jetzt jedoch nur durch das linke Nasenloch. Dann folgen Ujjayi, Antara kumbhaka und Mula bandha. Jetzt kommt der Übergang auf das rechte Nasenloch und so weiter. Empfehlenswert ist die gleiche Zyklenzahl wie bei Stufe I. Beenden Sie die Übung wieder mit Savasana und dem tierischen Dehnen.

Kapalabhati – ganz ähnlich wie Bhastrika

Kapalabhati heißt wörtlich übersetzt Kopfwäsche. Im Lotussitz (8) legen Sie die Hände ins Jnana mudra. Kapalabhati wird wie Bhastrika durchgeführt, mit dem Unterschied, dass die Aus- und Einatmung nicht gleichmäßig erfolgen, sondern dass Sie aktiv ausatmen (normalerweise passiv) und passiv einatmen. Die Ausatmung ist ein kräftiger Stoß. Stellen wir uns einen Vierivierteltakt vor, so entfallen drei Viertel auf die Einatmung und nur ein Viertel auf die Ausatmung.

Dem Kapalabhati selbst geht eine längere Gedankenruhe voraus, die durch das S.A.T. eingeleitet wird.

Folgende Zeiten sind hier zu empfehlen: zwei zehntel Sekunden für die Ausatmung, sechs zehntel Sekunden für die Einatmung. Üben Sie dabei so lange, bis Sie auf 100 Zyklen kommen. Savasana und tierisches Hindurchdehnen bilden den Abschluss.

Die Übung ist vor dem Meditieren empfehlenswert, weil sie das Gehirn mit reichlich Blut versorgt. Bei richtiger Durchführung sieht man außen am Hals, wie bei jeder Ausatmung die Druckwelle nach oben stößt. Kapalabhati ist eine diaphragmatische (Zwerchfell-) Pranayama-Übung. Der vorgewölbte Brustkorb bleibt während des ganzen Übens unbeweglich. Alles geht vom Zwerchfell aus, das kraftvoll nach oben springt. Dabei zählt nicht die Menge an Luft, die hin und her bewegt wird, sondern nur die Wucht. Diese muss jedoch dosiert werden. Begnügen Sie sich anfangs mit höchstens 60 Stößen pro Minute. Erst im Laufe der Jahre kommen Sie auf 120 Stöße in der Minute, vorausgesetzt, Sie sind an einer Heilwirkung des Kapalabhati interessiert.

Bei Kapalabhati entsteht ein Laut, der nicht in der Nase, sondern in der Kehle gehört werden soll. Das ist ganz wichtig, weil bei richtiger Lautzuordnung auch das Stoßpotenzial angepasst wird. Sie üben Kapalabhati am besten immer vor den Asana, dem Pranayama und der Meditation. Bei der Nullmeditation, der völligen Gedankenruhe im S.A.T., schwebt das Bewusstsein außerhalb jeder körperlichen Empfindungssphäre (Sahasrara).

> *Die Wirkung von Kapalabhati*
> Nach längerer Kapalabhati-Praxis stellt sich während der Übung Mula bandha ein. Die am Hals sichtbare Druckwelle zum Kopf treibt das Blut in die Kopforgane. Die Blutzirkulation und das neurovegetative Nervensystem werden enorm angeregt und der durch Sauerstoff stark angereicherte Blutstrom wirkt für das Gehirn erfrischend. Genialität allerdings ist durch Kapalabhati nicht zu erhoffen, wie manche Yogis schwärmen, wohl aber dürfte eine merkbare Belebung geistiger Funktionen sicher sein.

Mantra-Yoga: Heilung durch den Ton

Sich im Ton-Yoga zu üben ist wirklich recht einfach. Seine Heilwirkungen allerdings sind sehr tiefgreifend. Unter einem Mantram versteht man ein einsilbiges Wort. Es ruft Leib-Resonanzen hervor und wirkt wie eine kraftsymbolische, magische Zauberformel. Ich halte ein Mantram auf grobstofflicher Ebene für ein akustisches Phänomen des Mitschwingens im menschlichen Körper. Seine Anwendung nenne ich »autogene Schalltherapie«.

Heilung

Denken wir an den Alltag: Wie setzen wir hier den Ton heilsam oder nicht heilsam ein? Wir schreien oder stöhnen bei Schmerz, wir lachen bei Heiterkeit, wir brüllen vor Wut, wir schnurren vor Wonne. All das sind natürliche Ausdruckserscheinungen unseres Organismus. Ein Blick zu den Tieren: Brüllen, Schnurren, Gurren, Stöhnen und ähnliche Laute vernehmen wir dort. Mantren sind also ein uralte Kanalisierung und Kultivierung des natürlichen menschlichen Stöhnens. In esoterischen Kreisen übt man sich bereits seit Jahrtausenden in der Kunst des mantralen Stöhnens und beobachtet überraschende Wirkungen. Warum brauchte also die Wissenschaft so lange Zeit, bis sie dem Beachtung schenkte?

> »Heilung durch den Ton, das ist ein Welterlebnis.«

Genau genommen sind alle Töne, die um uns herum erklingen, mantral zu bewerten. Sie lösen Mitschwingungen aus, meist chaotische. Deshalb sollten wir auswählen können, welche Geräusche, Töne und Worte in unserem Umfeld hörbar werden. Was wir dagegen Ton-Yoga (Mantramistik) nennen, ist die Kunst der Anwendung von Tönen in Form von Mantren, um ganz bestimmte leib-seelisch-geistige, soziologische Heilwirkungen zu erzielen.

Bei der autogenen Schalltherapie mit Mantren werden die zur Heilung des Körpers benötigten Töne durch den Körper selbst erzeugt. So werden dem Organismus keine Fremdschwingungen aufgezwungen, die womöglich noch mit Nebenwirkungen in organische Prozesse störend eingreifen könnten, weil sie körperfremd sind. Entscheidend beim Ton-Yoga ist einerseits die Wiederholung, die rhythmisch gestaltet sein muss und somit rhythmisch wirkt, andererseits die Tongestalt des Mantrams selbst. Ein Mantram, nur einmal gesprochen, nur einmal gedacht, bringt gar nichts. Ich sehe deshalb die Kunst des Ton-Yoga auf zwei Pfeilern stehen: dem Ton (Gestaltqualität) und dem Rhythmus.

OM – beruhigend und gleichzeitig anregend: Das bekannteste, aber nicht zugleich wirksamste Mantram ist die weit überschätzte Silbe OM. Etymologisch ist OM mit dem griechischen »omega« und dem lateinischen »omnis« verwandt. Es hat sich einst aus der Ursilbe MAN, einer Rune entwickelt. Der Klang des OM erinnert an eine aus der Ferne tönende Schiffstuba. Bei der mantralen Aussprache (Intonation) des OM besitzen das O und das M die gleiche Dauer. Ein Mantra sollte im Allgemeinen nicht länger als zehn Sekunden ausgehalten werden. Die Wirkung des OM ist beruhigend, ausgleichend und anregend zugleich. Es schwingt im oberen Brustraum, im Hals und in der unteren Schädelhälfte bis knapp zur Stirnhöhe. Die grobstofflichen Vibrationen am Schädel lassen sich dabei leicht nachweisen. Alle subkortikalen Zentren werden angeregt. Das sind die Gehirnzentren, welche die Organfunktionen unbewusst steuern. Es entsteht ein heilsamer Fließkreis.

Die Körperreinigungen

MAN – stärkster therapeutischer Effekt: Es ist ratsam, hinleitend zum OM, die (cakralen) Mantren LAMM, VAMM, RAMM YAMM und HAMM zu intonieren. Sie dienen der Anregung von Nervenplexen entlang der Wirbelsäule. Für die Mantren-Reihe HRAM, HRIM, HRUM, HRAIM, HRAUM und HRAH lässt sich eine organbezogene Wirkung beobachten. Vor allem Verbindungen mit M ergeben sehr nachhaltige Vibrationen im Körper. So ist auch das Mantram MAN (man = manas = mens = mind = mania = Geist) hervorzuheben. Zuerst soll das M allein schwingen, langsam geht es dann in das A über und schließt mit dem N ab. Dabei ist zusätzlich am besten die MAN-Rune (78) einzunehmen, um durch die Gleichzeitigkeit von Gestalt (MANAsana) und Ton (Mantram) die höchste therapeutische Wirkung zu erzielen.

Selbst einzelne Vokale wirken wie ein Mantra

So schwingen sie:

- M im Halsbereich
- I im Brustbereich (senkrecht schwingend)
- U im unteren Bauchraum
- A im Brustbereich (waagrecht schwingend)
- O im oberen Bauchraum
- Ui im Beckenraum (im Geschlechtsteil)

Die Körperreinigungen

Zur Yogatherapie gehören vor allem auch die Reinigungen von Körper, Seele und Geist. Diese sind dem Satkarma entnommen. Das sind spezielle Reinigungsübungen, die so genannten Dhauti. Sie sind in der Hatha-Yoga-Pradipika, die im 14. Jahrhundert entstanden ist, ausführlich beschrieben. Auch die rein körperlichen Reinigungen zeigen positive Auswirkungen auf seelischer und geistiger Ebene. Körperliche Reinigungen werden mittels Luft, Atem (Rhythmus) und Wasser oder durch Pressungen, Gedanken sowie Stille ausgeführt. Diese teilt man noch in instrumentelle und behavioristische* Reinigungen ein.

»Wichtig sind Sauberkeit und Klarheit, alles andere kommt von selbst.«

---

* *Behaviorismus ist eine psychologische Forschungsrichtung, die sich mit den objektiv beobachtbaren und messbaren seelischen Vorgängen beschäftigt.*

Heilung

Die Reinigung des Geistes

Die große Stille, die Gedankenruhe, wird als Reinigung des Geistes angewandt. Der Übende versenkt sich dabei wie im S.A.T. (siehe Seite 12) in die Finsternis (Licht), in die Stille (Ton), in die Ruhe (Bewegung) und in die Leere. Dieses Dhauti ist das S.A.T. im Lotussitz (8). Üben Sie es täglich fünf Minuten. Es stärkt die Konzentration. Diese wiederum ordnet die Zellfunktionen. Ein kurzes Savasana (siehe Seite 35) und das tierische Hindurchdehnen beenden die Versenkung. Zur Reinigung des Geistes zähle ich auch die körperliche Nacktheit in der Gruppe. Das »Als-ob« der Kleidung tritt zurück, die Schatten des Alltags verblassen, Depressionen verschwinden.

Behavioristische Reinigungsmethoden

Agni dhauti, die Feuerreinigung, besteht aus einer raschen Wiederholung von Uddiyana bandha (siehe Seite 122), bis zu 108-mal hintereinander. Dabei wird die Leber heilsam gepresst. Auch die Zungen- und Mandelreinigung ist zu dieser Kategorie zu zählen.

Die Technik der Zungen- und Mandelreinigung: Trinken Sie frühmorgens nüchtern ein paar Schluck frisches Brunnenwasser. Strecken Sie dann die Zunge weit hinaus und reiben Sie diese sanft mit dem dritten und vierten Finger einer Hand bis hinab zur Zungenwurzel. Der sofort einsetzende Brechreiz bringt nur etwas Schleim, weil der Magen leer ist. Dieser stammt von der Zungenwurzel und etwas tiefer liegenden Bereichen. Wenn Sie diese Reinigung gut beherrschen, gelangen Sie mit Ihren Fingern bis an die Mandeln. Unangenehmer Mundgeruch verschwindet bald. Die Zunge erhält ein rosig frisches Aussehen. Während der Prozedur von ein bis zwei Minuten Dauer reinigen Sie Ihre Finger immer wieder unter fließendem Wasser.

Instrumentelle Reinigungen

Zu den Reinigungen mittels Luft gehören Bhastrika (siehe Seite 126) und Kapalabhati (siehe Seite 126). Therapeutisch genauso förderlich wie die Reinigung durch Luft sind die Reinigungen mit Wasser. Sie sind von jedermann leicht erlernbar, sollten aber durch den Yogatherapeuten überprüft werden. Kunjali beispielsweise, die Reinigung des Magens, ist eine leichte, aber sehr wirksame Übung. Die gründlichste und zugleich die Königin aller Reinigungen ist Nauli lauliki.

Die Körperreinigungen

Die Technik der Magen-Darm-Reinigung Nauli lauliki: Trinken Sie früh am Morgen nüchtern rund zwei Liter lauwarmen Kräutertee oder leicht gesalzenes Wasser. Danach führen Sie 30- bis 40-mal Agni dhauti durch. Üben Sie gleich danach Nauli, zuerst links, dann rechts, einige Male abwechselnd, bis eine kräftige Darmentleerung einsetzt. Unter Nauli versteht man die einseitige Anspannung der im Uddiyana (71) befindlichen Bauchmuskulatur. Diese bewirkt, dass der Magen-Darm-Inhalt mechanisch durch den Trakt getrieben wird bis dieser vollkommen entleert ist. Stellen Sie sich auf jeden Fall ein oder zwei Gläser Milch, die mit etwas Honig gesüßt ist, bereit. Diese können Sie dann im Bedarfsfall sofort nach Nauli Lauliki trinken.

Wenn Sie sich mit Geduld und Ausdauer dem Üben von Nauli lauliki hingeben, erreichen Sie eine ganz wunderbare Entgiftung und Reinigung sowie eine große Heilwirkung. Nach perfektem Können wird sie zweimal im Monat gemacht. Dann allerdings bis zur Klarspülung. Das heißt, Sie wiederholen Nauli so lange, bis klares Wasser erscheint. Ich bin der Ansicht, dass auch Darmkrebs, vor allem der des Dickdarms, nicht nur seelisch-geistige und soziologische Ursachen hat, sondern zusätzlich durch Darmvergiftung ausgelöst werden kann.

Warnung vor Unterzucker und Kreislaufproblemen!
Die Magen-Darm-Reinigung darf bis zur vollständigen Beherrschung nur unter Aufsicht eines Yogatherapeuten praktiziert werden. Anfängern ist es strengstens untersagt, Nauli lauliki allein oder mehrmals hintereinander durchzuführen. Eine »Klarspülung« kann erst nach längerem Üben gefahrlos erreicht werden. Der bei solch abrupter und totaler Darmentleerung entstehende plötzliche Fastenzustand führt leicht zum Kreislauf-Kollaps, denn der Blutzucker sinkt rapide ab und die Umschaltung auf Depotabbau ist stark verzögert.

Die Technik von Vasti, einer Art yogischem Klistier: Wenn Ihnen Nauli lauliki zu schwierig erscheint, ist Vasti eine gute Alternative für Sie. Führen Sie ebenfalls morgens, nach dem normalen Stuhlgang, ein 15 Zentimeter langes, etwa drei Zentimeter dickes, abgerundetes Röhrchen vorsichtig in den Mastdarm ein. Durch das Röhrchen dringt Flüssigkeit (abgekochtes, lauwarmes Wasser) in den Mastdarm und vermischt sich dort mit den Kotmassen. Durch leichtes Nauli wird dabei ständig Wasser eingesaugt und ausgepresst. Dadurch reinigt sich der Mastdarm. Für die Krebstherapie und -prophylaxe ist es wichtig zu wissen, dass die Blutbahnen des letzten Abschnitts des Mastdarms nicht über das

HEILUNG

Pfortadersystem zur Entgiftung geleitet werden, sondern unmittelbar ins Blut übergehen und somit unseren Körper toxisch stark belasten. Vor allem eine verzögerte Darmpassage ist also von großem Nachteil.

Die Reinigung der Sinnesorgane

Zum Schluss lernen Sie hier noch zwei Reinigungsmethoden der Sinnesorgane, der Augen und der Ohren kennen, die täglich durchgeführt werden dürfen.
Die Technik der Ohrreinigung: Stecken Sie einen Finger in den Gehörgang, sodass er fest anliegt und drehen Sie diesen einige Male hin und her. Die starke Reibung mit Wärmeerzeugung steigert die Durchblutung. Machen Sie diese Übung zweimal am Tag jeweils 15 Sekunden lang.

Die Technik der Augenreinigung: Im Diamantensitz (11) schielen Sie mit beiden Augen nach oben in die Stirnmitte und strecken dabei die Zunge weit bis zur Kinnspitze heraus. Führen Sie dies täglich etwa 10 bis 15 Sekunden lang durch. Die Wirkung auf die Augen ist genauso hervorragend wie die der Reinigung oben für die Ohren. Das Herauspressen der Zunge stärkt Rachen und Mandeln, die Stimmbänder kräftigen sich. Sie sprechen artikulierter und lauter.

Weitere Tipps für die Gesundheit

Yogatherapie bringt viele Erkenntnisse: Menschliches Verhalten ist offenbar in der Lage, fast jede Krankheit zu verursachen, aber auch zu heilen. Krebs beispielsweise ist eine »Gestaltkrankheit«. Das Geschwür selbst bildet eine »Antigestalt« zum Körper. Außerdem gibt es keine isolierte Krankheit im Menschen, es gibt nur kranke Menschen. Aber das zwerchfellschütternde Lachen, täglich zweimal 10 Minuten im Anschluss an die Runen-Asana geübt, ist eine Kunst, die Gesundheit des Menschen grundlegend heilsam zu beeinflussen. Es gibt noch weitere Möglichkeiten, wie Sie fit und vital bleiben können.
- Klopfen Sie bei jedem Schmerz erst an die Tür der Psyche. Bedenken Sie: Verschluckter Ärger schadet, unvollendete Handlungen bringen Verspannung.
- Versorgen Sie Ihren Körper stets mit reichlich Sauerstoff: Viel Bewegung an frischer Luft, dabei ungezwungen tief ein- und ausatmen.
- Die Nackenmuskulatur reagiert auf Stress zuerst. Von ihr überträgt sich die Fehlspannung auf den ganzen Körper.

Weitere Tipps für die Gesundheit

- Denken Sie an die Witterungseinflüsse und härten Sie Ihren Körper jeden Morgen durch Kneipp'sche Behandlungen ab, beispielsweise Tautreten, Wassertreten, kalt-warme Wechselduschen oder Schneegehen.
- Untersuchen Sie einmal Ihren Schlafplatz: Enthält Ihr Bett Metall oder steht es auf störenden Wasseradern? Schlafen Sie womöglich in feuchter Umgebung? Ziehen Sie Wolle den Federn vor und nächtigen Sie nicht in einer Eiskammer! 14 bis 16 Grad Celsius ist die beste Schlaftemperatur.
- Vermeiden Sie außerdem Überbelastungen Ihrer Wirbelsäule durch Übergewichte aller Art (zu hohes Körpergewicht, Heben schwerer Lasten, starke seelische und körperliche Strapazen).
- Bewegen Sie sich immer geschmeidig, nie ruckartig und trainieren Sie jeden Tag ganz konzentriert einige Asana.
- Üben Sie täglich z.B. das liegende Dreieck (88), den Halben Fisch (siehe Seite 142), den Kleinen König der Fische (68) und Yogamudra (18).

Sauerstoff und Fasten helfen bei Krebs

Allgemein gilt das Vorurteil, Krebs sei eine unheilbare Krankheit. Er wird von der Schulmedizin hauptsächlich lokal behandelt. Aber der Mensch ist auch ein geistiges Wesen! Daher müssen wir nach den Ursachen der Erkrankung suchen. Ein Yogi, der von Krebs befallen wird, fastet. Nach etwa 28 Tagen wird seine während des Fastens belegte Zunge plötzlich frei vom Belag und rötet sich gesund. Jetzt muss er wieder mit dem Essen beginnen. Die Ansicht der Alten ist es, dass in diesem Augenblick alle Gifte den Körper verlassen haben und der Mensch sich auf einem Höhepunkt regenerativer Kraft befinde. Der Yogi kennt noch ein Heilmittel nach Sacharow: Er trinkt ein halbes Jahr lang quellfrisches, sauerstoffreiches Wasser aus einer Granitquelle.

Außerdem ist es nicht egal, wem wir uns hingeben und was wir tun. Jegliches Handeln und Denken zieht einen karmischen Schweif hinter uns her, der bis ins Kaivalyam der letzten Augenblicke reicht. Seien Sie deshalb jedoch nicht ängstlich im Tun und Denken, aber werden Sie frei zur Pflicht des Lebens. Bleiben Sie nicht an Vergängliches gefesselt, sondern erhalten Sie auch das Unvergängliche wie die Liebe in sich lebendig. Sind wir im Yoga vertieft, dann haben wir auch einen Meister. Dieser ist für uns ein Bekenntnis zur Offenbarung des Lebens. Jede Trennung davon lässt uns bald in Trauer veröden. Nichts Großes geschieht ohne Liebe. Alle Welterlebnisse halten uns heilsam gesund. Verehren und lieben wir sie, dann bilden wir mit ihnen eine untrennbare Einheit des Daseins.

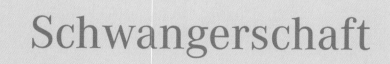

Schwangerschaft

Yogatherapie für Schwangere

Auf den nächsten Seiten bekommen werdende Mütter zahlreiche Vorschläge, wie sie ihr tägliches Übungsprogramm gestalten können. Wichtig dabei ist, dass sie die Haltungen stets ruhevoll einnehmen. Weitere Tipps helfen, dass Mütter wie auch Väter die Zeit mit dem ungeborenen Baby und das Leben danach so richtig genießen können.

Die Zukunft besteht aus unseren Kindern. Daher sind werdende Mütter unsere wichtigsten Mitbürger auf Zeit. Ich habe langjährige Erfahrungen im Yoga mit Schwangeren und bin überzeugt, dass keine andere Übungsmethode geeigneter ist, die Leibesfrucht rhythmisch, seelisch-geistig zu prägen und auf die Geburt vorzubereiten als das rechte, verständige Üben der Asana.

Frauen können schon vom ersten Tag der Zeugung an mit dem Training beginnen. Nach der Niederkunft aber sollten sie vier bis sechs Wochen mit dem Wiederbeginn warten. Mula bandha (siehe Seite 122), Asvini mudra (Kontraktionen des Afters zur Stärkung der Vaginalmuskulatur, orbicularis vaginalis) und das Hindurchdehnen dürfen jedoch schon am dritten oder vierten Tag nach der Entbindung geübt werden.

SCHWANGERSCHAFT

Der Embryo spürt die Freude der Mutter

Immer wieder werde ich von schwangeren Frauen gefragt: »Was bringt mir Yoga?« Der oberste Grundsatz bei allem Tun einer werdenden Mutter soll lauten: Was die Mutter tut, macht auch das Kind mit, denn jede körperliche Haltung, jede seelische Stimmung, jeden Gedanken und jede Bewegung bekommt der Embryo zu spüren.
Denken Sie auch an die Sprache, die »Mutterleib-Sprache«. Sie ist eine der größten und erhabensten Erzieherinnen zum Menschsein. Wir wollen gesunde und geistig orientierungsfähige Kinder haben. Das bedeutet: während der Schwangerschaft schöne Gespräche führen, guten Reden lauschen, geistvolle, erlösende und hohe Musik hören. Streicheln Sie als werdende Eltern das Baby über den Bauch, sprechen Sie freundlich und verleihen Sie Ihrer Freude über den erwarteten Nachwuchs Ausdruck. Das ist sehr wichtig!
Alle naturwidrigen Einflüsse wie Tabak, Alkohol, Rauschgift, schlechte Gesellschaft, Rummel und anderes sollten Sie sein lassen. Was die Ernährung betrifft, ist es ratsam, tierisches Eiweiß weitgehend einzuschränken. Besser ist pflanzliches Eiweiß. Schenken Sie einem guten Schlaf größte Beachtung, aber verschlafen Sie dennoch nicht die ganze Zeit. Bewegung wie leichte Wanderungen, die in den späteren Monaten in Spaziergänge übergehen, schaffen gesunden Ausgleich. Das viel gepriesene Schwimmen für Schwangere empfehle ich nicht, weil es das Hohlkreuz und den übertriebenen Fettansatz begünstigt, der gerade Müttern nach der Entbindung manchmal noch lange Schwierigkeiten bereitet. Grundsätzlich sollten Sie alle Asana geschmeidig und nicht starr und sportlich einhalten. Vorsicht ist ab dem fünften Monat bei allen Übungen geboten, die den Bauchraum pressen könnten. Führen Sie keine ruckartigen Bewegungen vor Spannungen, Anspannungen, beim Hüpfen oder Springen aus. Gehen Sie öfters mal auf allen Vieren in der Wohnung herum. Das ist eine gute Massage für die Wirbelsäule.

Die Achtsamkeit, eine der yogischen Eigenschaften des Yama, wird hier ganz besonders geübt.

Das Ziel der Schwangerschaft soll eine möglichst leichte, beschwerdefreie Geburt sein, was für Mutter und Kind gleichermaßen gilt. Die Mutter wie auch der Vater sollten immer wieder daran denken, dass eine nie mehr nachholbare Erziehung des Kindes bereits im Mutterleib erfolgt.
Dass die beste Ernährung für das Neugeborene die Muttermilch darstellt, das Kollostrum der ersten drei Tage, ist allgemein bekannt. Hier noch ein Tipp: Lassen Sie das Baby im Kinderwagen nicht nach vorne schauen, sondern in Richtung der Mutter. Auch das ist ganz wichtig für die Entfaltung des späteren Menschseins. Und dass ein Vater keine Mutter ersetzen kann, möchte ich hier noch kurz erwähnen.

Leichte Asana für Schwangere

Praktische Ratschläge für die Zeit der Schwangerschaft

- Verweilen Sie in keiner Haltung länger als maximal zwei Minuten.
- Während der Entbindung nicht auf dem Rücken liegen, sondern im Kniestand der Grätsche sein. Die Schwerkraft der Erde ist eine willkommene Gebärhilfe.
- Yoga kann ohne zeitliche Begrenzung während der gesamten Schwangerschaft geübt werden. Ab dem fünften Monat sollten Sie Asana, die den Bauchraum pressen oder drücken, nicht mehr üben.
- Trainieren Sie immer in gut gelüfteten Räumen.
- Achten Sie auf die Sauberkeit Ihres Körpers (Stuhlgang) wie auch die Ihrer Seele.
- Der Tagesrhythmus während der Schwangerschaft sollte möglichst geregelt und gleichmäßig sein. Selbst die Essenszeiten passen Sie am besten diesem Rhythmus an.
- Trinken Sie ausreichend, statt süßer Säfte besser Quellwasser und Kräutertees.
- Vermeiden Sie große Fernreisen.

So üben Sie richtig

Jedes Asana soll ruhevoll eingenommen werden. Empfinden sie alle Dehnungen ganz bewusst. Die Rundum-Atmung, die Grundatemform des Pranayama (siehe Seite 120), massiert hierbei die Leibesfrucht. Spüren Sie sich in jede Haltung hinein und beenden Sie diese nach zwei Minuten. Üben Sie ein Asana keinesfalls länger. Das Herausgehen erfolgt ebenso langsam und ruhig wie das Hineingehen.

Leichte Asana für Schwangere

Ab Seite 140 finden Sie einfache Yogaübungen für Schwangere, die anhand der Bilder von Ihnen zu Hause nachgemacht werden können. Für jeden Tag der Schwangerschaft, auch nach dem vierten Monat, sind die folgenden vier Übungen gedacht. Voraussetzung für ein wirkungsvolles Training allerdings ist, dass Sie sich wohl dabei fühlen:

1. Übung:

Nehmen Sie den Diamantensitz (11) ein, die Zehenspitzen berühren einander. Grätschen Sie Ihre Knie maximal und kommen Sie mit dem Gesäß auf dem Boden zu sitzen ohne den Zehenkontakt zu lösen. Die Wirbelsäule steht senkrecht, die Hände liegen leicht auf den

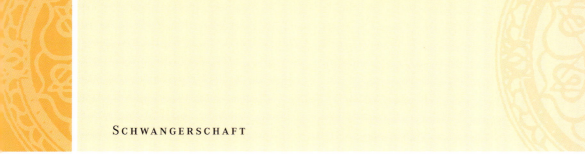

SCHWANGERSCHAFT

Knien. Die Atembewegung ist im Bauchraum angenehm zu spüren. Nun legen Sie sich mit der Brust nach vorn bis diese den Boden berührt. Bleiben Sie dabei auf den Fersen sitzen. Der Kopf geht jetzt mit dem Kinn zum Boden, die Arme sind entspannt nach vorne gestreckt.
Wirkung: Das entlastet wohltuend die Wirbelsäule, die durch die Schwangerschaft in Mitleidenschaft gezogen wird. Darüber hinaus werden die Bänder der Oberschenkel sowie der Hüft- und Kniegelenke geschmeidig gehalten.

2. Übung:
Gehen Sie nun für ein bis zwei Minuten in den Halben Fisch (siehe Seite 142). Das ist ein sehr wichtiges Asana für Schwangere.
Wirkung: In dieser Haltung dreht sich der Fötus von einer möglichen Steißlage in die natürliche Lage von selbst herum.

3. Übung
Jetzt nehmen Sie nach dem Reihen-Prinzip die Gegenhaltung ein: Biwaktapada padahastasana, den Gabelkopfstand (41). Dazu erheben Sie sich vorsichtig aus dem Panther (87), dehnen grätschend die Beine maximal und senken dann den Oberkörper langsam nach vorne herab. Fassen Sie nun mit beiden Händen Ihre Fesseln und stellen Sie, falls Sie die Haltung einigermaßen beherrschen, ohne Zuhilfenahme der Hände den Kopf auf den Boden. Das Körpergewicht wird gleichmäßig verteilt.
Wirkung: Dieses Asana beruhigt und kräftigt den Kreislauf von Mutter und Kind. Durch die Umkehrung in der Haltung wird der Geburtsvorgang vorweggenommen und geübt. Das Ungeborene lernt durch diese Haltung. Dies ist auch eine Gelegenheit, sich vor Augen zu halten, dass die Entbindung eine ganz natürliche Sache und für Ihr Kind lernbar ist. So unterstützen Sie es.

4. Übung
Zum Schluss kommt der Diamantenschlaf, Supta virasana, die Flachlage (56). Gehen Sie dann im Liegen aus der Haltung wieder heraus und nehmen Sie als Gegenhaltung die Kerze (28) ein.
Wirkung: Der Diamantenschlaf ist bedeutsam für die Stärkung der Ober- und Unterschenkel sowie des Herzens. Er schenkt Ruhe, die zentralnervöse Organisation erfährt außerdem einen Kraftzustrom. Die Kerze entstaut den Organismus und bereitet ebenfalls auf die Geburt vor.

Leichte Asana für Schwangere

Weitere bewährte Asana

Während der Schwangerschaft sind neben den erwähnten Übungen die folgenden Haltungen zu empfehlen. Die farbig gedruckten haben sich besonders bewährt. Trainieren Sie stets unter Anleitung eines erfahrenen Yogatherapeuten oder einer Yogatherapeutin.

Haltung	Nummer	Haltung	Nummer
Samasana – Gleichehaltung	1	Trikonasana – Dreieck	65
Swastikasana – Hakenkreuzsitz	2	**Vrksasana – Baum**	**73**
Siddhasana – Schmerzsitz/Erfolgssitz	3	Padasana – Standentspannung	74
Gomukhasana – Kuhgesicht	4	**Ardha padangusthasana –**	
Bajrasana – Gleichseitiges Dreieck	**5**	**Zehenspitzensitz**	**75**
Sukhasana – Schneidersitz	6	UR-Rune	76
Ardha padmasana – Halber Lotussitz	7	EH-Rune	77
Padmasana – Lotussitz	**8**	MAN-Rune	78
Vajrasana – Diamantensitz	**11**	IS-Rune	79
Akarna dhanurasana –		Birwadrasana I –	
Sitzender Bogenschütze	16	Bogenschütze (stehend)	80
(nur bis zum 5. Monat)		Uttana mayurasana –	
Sirsana – Kopfstand	**24**	Schiefe Ebene (im Liegen)	83
Viparita karani –		**Bhujangendrasana –**	
Halbkerze/Offene Kerze	27	**Gestreckte Katze**	**86**
Salamba sarvangasana –		Supta virasana – Panther	87
Geschlossene Kerze	**28**	Ardha supta padangustasana –	
Urdhva mukha paschimottasana –		Liegendes Dreieck	88
Hoher Sitzkniekuss	33	Pavanamuktasana I – Klammer	90
Biwaktapada padahastasana –		Ardha matsyendrasana II –	
Gabelkopfstand	41	Liegender König der Fische	91
Birwadrasana – Tapferkeitshaltung	53	Parivrtta janusirsasana –	
Mandukasana – Frosch	**54**	Sitzendes Dreieck	94
Paryankasana –		Vasisthasana –	
Flacher Diamantenschlaf	**56**	Seitliche schiefe Ebene	98
Utkatasana – Stuhlsitz	**60**	Savasana – Toter Mann	S. 35
Garudasana – Adler	63	Bhujangasana – Kobra	S. 107
Virabhadrasana – Standwaage	64	(nur bis zum 4. Monat)	

SCHWANGERSCHAFT

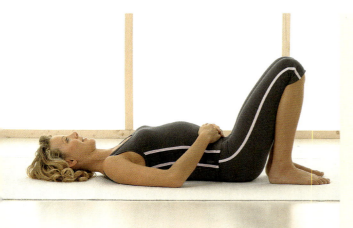

Übung S1
Savasana – Rückenlage mit leicht angezogenen Beinen

Wirkung: Entlastung der Wirbelsäule und des Unterleibes; Beruhigung einer unruhigen Leibesfrucht.
Übungstipp: Die Arme liegen entspannt neben dem Körper.

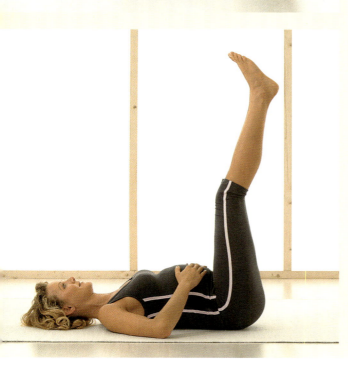

Übung S2
Beinheber

Wirkung: Entleerung der Beinvenen, Kreislauf- und Krampfaderentstauung; fördert die Durchblutung, auch die der Leibesfrucht; dehnt die Wirbelsäule.
Übungstipp: Beide Beine gleichzeitig hochheben und mit den Händen festhalten.

Leichte Asana für Schwangere

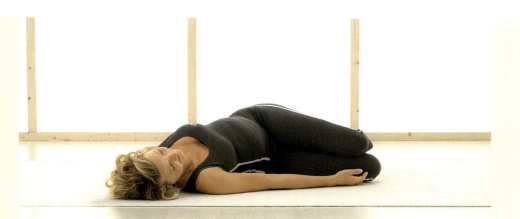

Übung S3
Ardha matsyendrasana – Liegender König der Fische

Wirkung: Fördert die Geschmeidigkeit der Wirbelsäule und lockert die oberen Lendenwirbel; verstärkt auch die Atmung; Vorbeugung gegen Schwangerschaftshexenschuss.
Übungstipp: Den rechten Fuß über das linke Knie geben und die linke Hand auf das rechte Knie; dann umgekehrt.

Übung S4
Ardha nidrasana – Kleiner Yogaschlaf

Wirkung: Entstauung des Beckenraums; große innere Beruhigung; gegen Völlegefühl im Bauchraum (Blähungen).

Übungstipp: In der Rückenlage die Beine über den Kopf auf den Boden herabbringen; die Arme zwischen die Beine und auf die Beine legen.

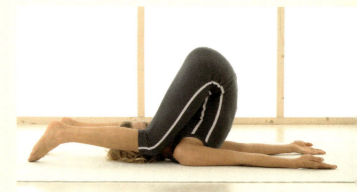

SCHWANGERSCHAFT

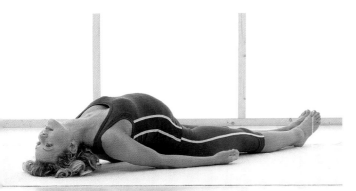

Übung S5
Ardha matsyasana – Halber Fisch

Wirkung: Reflex auf das Kind im Mutterleib, damit es sich dreht und den Kopf in den Beckenraum bringt; verstärkt die Brustatmung.
Übungstipp: In der Rückenlage beide Arme verschränkt unter den Rücken schieben, den Rumpf wölben und den Kopf nach hinten ziehen (Schädeldachlage).

Übung S6
Bajrasana – Gleichseitiges Dreieck

Wirkung: Kräftigt die Becken-, Anal- und Vaginalmuskeln; hilft, den Geburtsvorgang zu erleichtern.

Übungstipp: Beide Fußsohlen aneinander und die Knie nach unten, wenn möglich bis auf den Boden drücken.

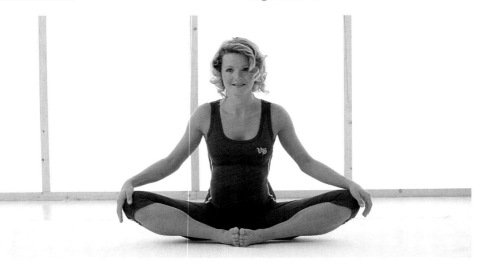

Leichte Asana für Schwangere

Übung S7
Kurmasana – Kleine Schildkröte

Wirkung: Entspannt die Wirbelsäule wohltuend und heilsam; die Rücken- und Beinmuskulatur wird gedehnt; hervorragende Entspannung für die werdende Mutter.
Übungstipp: Nach dem vierten Monat nicht mehr üben!

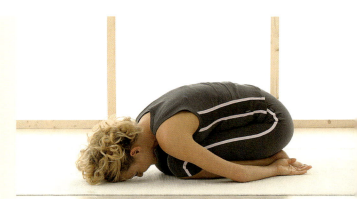

Übung S8
Ardha makarasana – Vierfüßlerstand

Wirkung: Entlastet den Rücken, entspannt die Organe und den Kreislauf; lässt die Atmung wieder natürlich fließen.

Übungstipp: Auf allen Vieren stehen, den Kopf dabei hochhalten.

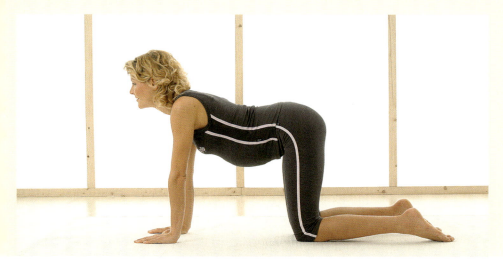

Schwangerschaft

Übung S9
Ardha tadasana – Kniestand

Wirkung: Entlastung der Nackenbänder, Stärkung der Seelenenergie; Beruhigung der Kopfnerven.
Übungstipp: Den Kopf herabhängen lassen, das Kinn ist am Brustbein. Die Schultern sind gelöst, die Arme hängen ebenfalls herunter.

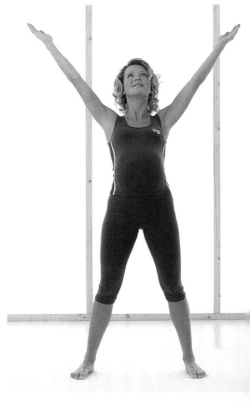

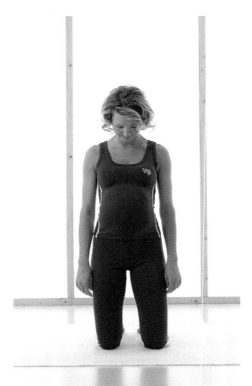

Übung S10
Hagelrune – Antennenhaltung

Wirkung: Aufnahme kosmischer Energie.
Übungstipp: Im Stand die Beine etwa 80 Zentimeter grätschen, die Arme schräg nach oben geben. Der Kopf wird normal gehalten.

Leichte Asana für Schwangere

Übung S11
Malasana – Negersitz

Wirkung: Generalentlastung der Wirbelsäule; auch gegen Schwangerschaftshexenschuss.
Übungstipp: In die Hocke gehen, die Fersen bleiben dabei am Boden; die Füße etwa 20 Zentimeter auseinander geben und die Ellbogen gegen die Knie drücken; die Hände sind in Gebetshaltung.

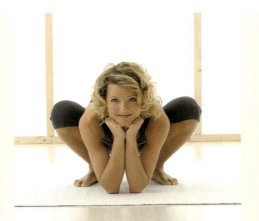

Übung S12
Savasana – Rückenlage

Wirkung: Eine herrliche Entspannung in der Schwangerschaft!

Übungstipp: Rückenlage, beide Unterschenkel werden auf einem niedrigen Stuhl abgelegt; sich danach mit einer recht kräftigen Dehnung wieder in den Alltag zurückbringen.

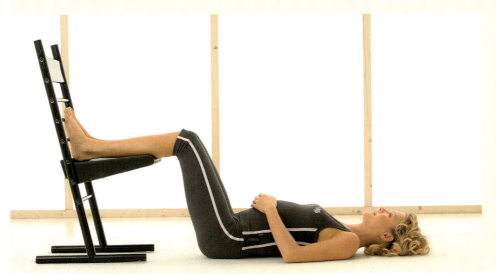

Krankheiten lindern

Yoga lindert Krankheiten

Jahrelange klinische Untersuchungen an mehr als 1000 Patienten durch Dr. O. Hammer belegen, dass Asana und Pranayama auf viele Beschwerden einen Heileffekt ausüben. Yoga stabilisiert nicht nur die Wirbelsäule, er reguliert den Blutdruck, stärkt die Nerven und vieles mehr. Lesen Sie hier eine Zusammenfassung der wichtigsten Forschungs-Ergebnisse.

Die therapeutische Yogapraxis in Deutschland und Europa geht auf Boris Sacharow zurück, den Gründer der Ersten Deutschen Yogaschule (E.D.Y.) in Berlin. Mit seinen zwölf Lehrbriefen über indische Körperertüchtigung wies er Anfang der 50er-Jahre erstmals auf die Yogatherapie hin. Auf Sacharow und später auf seinem Nachfolger Sigmund Feuerabendt fußen die meisten Übungsprogramme der Yogatherapie des Hatha-Yoga und des Maha-Yoga.
Dr. med. Oscar Hammer, ehemaliger Chefarzt der LVA-Klinik in Bad Nauheim, führte klinische Untersuchungen über die Wirksamkeit der Yogatherapie durch. Alle Ergebnisse wurden von der Internistin Sieglinde Feuerabendt nochmals getestet. Sie kam zu den gleichen Resultaten, nämlich dass die Yogatherapie sehr tiefgreifende, positive Wirkungen auf das Wohlbefinden hat und eine Art Gesundheitsmedizin darstellt.

KRANKHEITEN LINDERN

Yogatherapie stabilisiert den Blutdruck

Für die Untersuchungen wurden die verschiedensten Asana eingenommen: Umkehrhaltungen wie die Kerze (28), der Pflug (31) und andere, Konzentrations-(Gleichgewichts-)Übungen, beispielsweise der Baum (73) sowie verschiedene Techniken des Pranayama, z.B. die Rundum-Atmung (siehe Seite 120) oder Bhastrika, der aufladende Atem (siehe Seite 126). Auch das Sonnengebet, Surya namaskars (siehe Seite 106/107) als Herz-Kreislauf-Intervall-Training und Savasana, der Tote Mann (siehe Seite 35) aus dem Selbstaktiven Training (S.A.T.) spielten eine wichtige Rolle.

»*Yogatherapie ist der menschlichste Weg zur Heilung; sie wird die Medizin der Zukunft mitbestimmen.*«

Umkehrhaltungen lassen den Blutdruck ansteigen

In der Tat leiden 43 Prozent der Deutschen unter einem zu niedrigen Blutdruck (Hypotonie). Bei unserer Testreihe wurden 300 Hypotoniker untersucht. Sie klagten unter anderem über Symptome wie Antriebsschwäche, Mattigkeit, Schwindelgefühl, Schwarzwerden vor den Augen, Kopfschmerzen, Konzentrationsmangel, Nervosität, Reizbarkeit, Schlafstörungen, Kältegefühl, Verstopfung, Appetitlosigkeit, Atemstörungen, Schwitzen, Herzklopfen und Herzstolpern.

Bei den meisten Versuchspersonen kam es bei der Kerze zu einem Blutdruckanstieg. Auch bei der Fischhaltung (siehe Seite 142) war dies der Fall. Daraus kann abgeleitet werden, dass Umkehrübungen wie die Kerze (das Kinn wird auf das Brustbein gedrückt = Geschlossene Kerze) bei Patienten mit niedrigem Blutdruck eingesetzt werden können. Stellt man nun Ungeübte mit normalen Alltagspatienten gleich, so besitzt die Fisch-Übung eine günstige Heilwirkung hinsichtlich der Anhebung des Blutdrucks. Es sei jedoch darauf hingewiesen, dass es sich um Messanalysen nach nur einer Yoga-Übung handelt. Bei Fortsetzung der Asana kommt, wie die klinischen Untersuchungen zeigen, ein Summationseffekt hinzu, der zu einer Daueranhebung eines ursprünglich niedrigen Blutdrucks führt (Nachhall-Effekt). Dies gilt besonders für die Kobra und das Sonnengebet. Surya namaskars bietet sich für ein effektives Intervall-Training an. Es bewirkt das Wachstum von zusätzlichen Verzweigungskanälen (Kollateralkreislauf). Ein solches Intervall-Training ist erst dann wirksam, wenn eine Herz- und Pulsschlagfolge von 170 minus Lebensalter für die Dauer von 20 Minuten oder 10-mal 2 Minuten beziehungsweise 20-mal 1 Minute gehalten wird.

Die Untersuchungs-Ergebnisse

Die Tests ergaben, dass durch Yogatherapie eine Blutdruckstabilisierung nachgewiesen werden konnte: Die Blutdruckmittelwerte bei 300 Patienten betrugen in der ersten Übungswoche 92,5/66,5 mm Hg und konnten dann ab der zweiten bis vierten Übungswoche auf einem Durchschnittswert von 129/79 mm Hg gehalten werden. Die Normalisierung und Stabilisierung der Kreislaufverhältnisse stellt für die betroffenen Patienten eine enorme Steigerung des Wohlbefindens und der Leistungsfähigkeit auf lange Sicht dar.

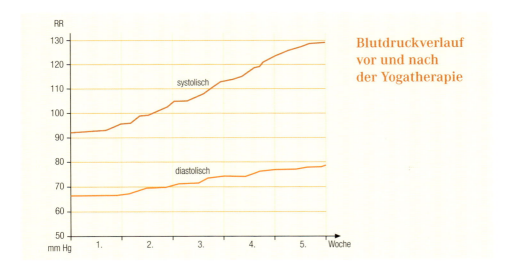

Blutdruckverlauf vor und nach der Yogatherapie

Yogatherapie für Hochdruckpatienten

Übungen aus der Atemtherapie (Pranayama): Untere (Bauch- und Becken-) Atmung, mittlere (Flanken-/Rücken-) Atmung, obere (Brustbein- und Schlüsselbein-) Atmung, Vollatmung im Stehen, Mantra-Ton-Ha-Atmung im Stehen, Ha-Atmung im Liegen, Wechselatmung (Nadisodhana) (95); Bhastrika, die aufladende Atemübung (siehe Seite 126) Rückenentspannung durch die Kleine Schildkröte (39).

Asana, die helfen: Brustdehnung (Kreuz-Rune), Gestreckte Katze (86), Kobra (siehe Seite 107), Fisch (siehe Seite 142), Bogen (52), Kaninchen (37), Sitzkniekuss (34), Halbes Rad (51), Halbe Kerze (27), Frosch (54), Dehnen im Liegen (S.A.T.), Sonnengebet (siehe Seite 106).

KRANKHEITEN LINDERN

Untersuchungs-Ergebnis:
Auch beim Hochdruckpatienten können die Tiefenentspannung des S.A.T., die Pranayamas und Asana als Yogatherapie mit Erfolg eingesetzt werden.

Acht Millionen Deutsche, zehn Prozent der Bevölkerung, sind Hypertoniker. Die Sterblichkeit ist vom diastolischen Blutdruck (unteren Wert) und vom systolischen (oberen Wert) abhängig. Die Höhe des normalen arteriellen Blutdrucks ist noch nicht allgemeingültig festgelegt. Jeder Blutdruckwert über 140/90 mm Hg ist pathologisch (krankhaft), ein Blutdruck über 160/95 mm Hg gilt als hypertonisch. Faktoren, die bei der Entstehung der Hypertonie eine Rolle spielen, sind Überernährung, psychische Belastungen, abnorme Salzempfindlichkeit, arteriosklerotische Umbauprozesse in den großen Arterien mit Abnahme ihrer Dehnbarkeit und eine erbliche Veranlagung. Hochdruckkranke sind gefährdet durch Herzüberlastung, Mangeldurchblutung der Herzkranzgefäße mit Infarktgefahr, Gehirndurchblutungsstörungen, Gehirnschlag oder Nierenversagen.

Asana helfen Herzkranken

Als koronare Herzkrankheit bezeichnen wir die Stenocardie (Herzenge) mit charakteristischen Schmerzanfällen (Angina pectoris), die Myokardischämie mit pathologischem EKG-Befund, den so genannten Mikro-Infarkt mit pathologischem EKG-Befund und einem gering verschobenen Niveau des herzspezifischen Enzymmusters, den transmuralen Infarkt mit typischen klinischen, elektrokardiographischen und fermentchemischen Kriterien (nach Schneider und Hammer).
Diese Übungen verbessern die Durchblutung der Koronargefäße:
- Tiefenentspannung (S.A.T.) im Savasana (siehe Seite 35)
- Atemübungen (Pranayamas): Bauchatmung (untere Atmung), Flankenatmung, Brustbein- oder Schlüsselbeinatmung (obere Atmung), Vollatmung, Mantra-Ton-Ha-Atmung im Stehen, Wechselatmung rechts-links (Nadisodhana) (95), aufladende Atemübungen wie Bhastrika (siehe Seite 126)
- Dehnübungen im Liegen, Yastikasana (S.A.T.)
- Liegender König der Fische/Ardha matsyendrasana II (91)
- Halbmond/Ardha jandrasana
- Brustdehnung, Kreuz-Rune/Parsottanasana
- Beckenhebeübung/Katikasana
- Sonnengebet/Surya namaskars (siehe Seite 106/107) als Intervalltraining

Die arterielle Verschlusskrankheit

Darüber hinaus kann man die Yogatherapie bei Koronarkrankheiten je nach Belastbarkeit des Patienten noch differenzierter durchführen, indem man das jeweilige Stadium der Erkrankung berücksichtigt:
Stadium IV: Tiefenentspannung (S.A.T.) im Savasana (siehe Seite 35) und Pranayamas (siehe Seite 120).
Stadium III: Tiefenentspannung (S.A.T.) im Savasana, Pranayamas, Dehnübung im Liegen, Yastikasana (S.A.T.) und die Lebenshaltung (Pranasana) (32).
Stadium II: Tiefenentspannung (S.A.T.) im Savasana, Pranayamas, Dehnübung im Liegen, Yastikasana (S.A.T.), Brustdehnen (Parsvottanasana), Liegender König der Fische (91), Halbmond (Ardha Jandrasana) und Beckenhebeübung (Katikasana).
Stadium I: Alle vorangehenden Übungen von Stadium IV bis I und zusätzlich das Sonnengebet (Surya namaskars) (siehe Seite 106/107).

> *Untersuchungs-Ergebnis:*
> Bei 31,4 Prozent der Patienten mit einer koronaren Herzkrankheit, die sich für die Tests zur Verfügung stellten, konnte eine wesentliche Verbesserung des Gesundheitszustands beobachtet werden.

Die arterielle Verschlusskrankheit

Unter einer arteriellen Verschlusskrankheit fassen Dembowski, Theodore und Hammer die Endangitis obliterans (Gefäßerkrankungen), die obliterierende Arteriosklerose und die diabetische Makroangiopathie zusammen. Das ist eine Arteriosklerose (Verkalkung) der großen und größeren Gefäße, vor allem in den Extremitäten, den Beinen. Bei 30 Patienten mit einer arteriellen Verschlusskrankheit im Stadium II nach Fontaine, bei denen die Durchblutung bei Belastung nicht mehr ausreichend war, wurde eine Yogatherapie durchgeführt. Die Betroffenen leiden unter der so genannten Schaufenster-Krankheit (Claudicatio intermittens). Besonders bei schnellem Gehen verspüren die Patienten Beschwerden und können vor Schmerzen nicht weiterlaufen, sie müssen immer wieder stehen bleiben.

In der Yogatherapie wurden die Tiefenentspannung nach der S.A.T.- Methode (siehe Seite 35), Pranayama-Techniken, Asana und das Sonnengebet (Surya namaskars) angewendet. Eine beständig fortgesetzte Yogatherapie bewirkt bei Patienten mit einer arteriellen Verschlusskrankheit, dass die Arteriolen maximal erweitert werden, das Perfusionsvolumen (Menge des durchströmenden Blutes) gesteigert und die Durchblutung wieder gewährleistet wird.

KRANKHEITEN LINDERN

Erkenntnisse durch die Yogatherapie

Zusammenfassung der Untersuchungen:
Der Blutdruck: Es war bei fast allen Asana, auch bei Pranayamas wie Uddiyana, Kapalabhati und Kumbhaka ein Anstieg zu verzeichnen, außer beim S.A.T. Beim Pressen wie z.B. bei der Kerze (Kinn-Brustbein-Berührung) stärker als beim Dehnen. Das Dehnen des Halsraums kann sogar bewirken, dass der Blutdruck absinkt, also eine regenerative Phase begünstigt.
Die Zusammensetzung des Blutes: Der Hämoglobingehalt (roter Blutfarbstoff) zeigte grundsätzlich einen Abfall, der bei Presshaltungen wie dem Pflug oder dem Kniekuss am stärksten war. Als interessant erwies sich die Haltung des Körpers zur Erde, ob also im Stehen (Umkehrhaltung), Sitzen oder Liegen geübt wurde. Während es beim Sitzen und Liegen zum Absinken des Hämoglobins kam, stieg es bei Umkehr- und Standhaltungen leicht an. Dies unterstreicht die These, dass sich jedes Asana ganzheitlich auf das Körpergeschehen auswirkt.

> **Wichtig: Pressungen fördern die Durchblutung**
> Bei längerem Pressen von Muskelgruppen oder Organen (Blutverschlüssen) kann die Nachdurchblutung (Hyperämie) bis auf 450 Prozent der Normaldurchblutung gesteigert werden.

Der Sauerstoffverbrauch: Bei Uddiyana wurde doppelt so viel Sauerstoff wie bei Savasana verbraucht. Je ungeübter ein Mensch ist, desto höher scheint vergleichsweise sein Sauerstoffverbrauch zu sein.
Die Atembewegungen: Als Atembewegung sind die obere, die mittlere, die untere sowie die Rundum-Atmung zu verstehen. Getestet wurden die Beeinflussungsmöglichkeit der Pulsgeschwindigkeit und die Blutdruckveränderung durch diese Atembewegungen. Als blutdrucksenkend und pulsverlangsamend bewies sich die untere (Bauch-)Atmung. Es wurden Pulswerte von 10 bis 15 Schlägen in der Minute verzeichnet. Zudem ergab sich eine Blutdrucksenkung um durchschnittlich 15 Prozent. Die Pendelatmung im Stehen, bei der das Ein- und das Ausatmen gleich lang dauern, treibt den Blutdruck um bis zu sieben Prozent hoch. Der totale Atemstillstand (Kumbhaka) ergibt eine Steigerung des Blutdrucks und eine Erhöhung der Pulsgeschwindigkeit um 6 Schläge pro Minute.
Die Pulsfrequenz: Bei einem Intervalltraining wie beispielsweise dem Sonnengebet, dem Hammer'schen Waldlauf am Fenster oder dem Feuerabendt'schen Treppenlauf erfolgt der Ausbau der Koronarreserve nach dem Schema »Pulsfrequenz ist 170 minus Lebensalter«

bis zu 20 Minuten täglich. Gleiche Asana können bei verschiedenen Testpersonen natürlich unterschiedliche Pulswerte ergeben. In der Regel aber steigt die Pulsfrequenz um durchschnittlich 21,1 Prozent zur normalen Standhaltung.

Puls und Blutdruck zeigen also gemäß den klinischen Untersuchungen eine Parallelität im Verhalten.

Die Gelenke: Die durch das Asana-Üben gesteigerte Beweglichkeit der einzelnen Wirbelsegmente zueinander bedeutet eine Verbesserung der Nervenfunktionen, die durch die S.A.T.-Entspannung nicht gegeben ist. Das Asana-Üben ist demnach eine erhebliche Erweiterung der therapeutischen Möglichkeiten. Die Verbesserung der Gelenkbeweglichkeit fördert den Abbau von toxischen Gewebe-Ablagerungen.

Die Brust- und Bauchorgane: Aus röntgenologischen Beobachtungen der Brust- und Bauchorgane kann geschlossen werden, dass sich bei Uddiyana und Nauli sowohl eine erhebliche Änderung der Lage der Organe in sich und zu ihrer Umgebung ergeben (Organmassage) wie auch eine veränderte Durchblutung, die sich bei der Lunge bis auf 250 Prozent der Ausgangsdurchblutung steigern kann.

Die Wirkungsprinzipien von Asana und Pranayama

- Polarität in Form von Anspannung und Entspannung, tierischem Durch-Hindurchdehnen und Pressen, verstärkter Inspiration (Einatmung) und verstärkter Exspiration (Ausatmung) bei der Yoga-Atmung.
- Eröffnung der Lebenstore (foramina intervertebralia), Entlastung der Wirbelsäule und damit Öffnung der Austrittswege der Spinal-(Rückenmarks-)Nerven im Sinne einer Therapie über die Wirbelsäule.
- Hinleitendes Körpererlebnis durch Tiefenentspannung (S.A.T.) mit Hinlenkung des Bewusstseins auf die einzelnen Körperabschnitte.
- Erlebnis der Mitte (Hara) unter besonderer Berücksichtigung des Sonnengeflechts.
- Yoga-Übungen als Ordnungstherapie in der Naturheilkunde, zum einen in Form von Körpertherapie als Anspannung-Entspannung, Tonisierung, Eutonie und Ausgleich und zum anderen in Form von Psychotherapie (Urtherapie) durch die Tiefenentspannung (S.A.T.) zur Selbstfindung.
- Therapie über das vegetativ-autonome Nervensystem durch Anregung und Dämpfung der verschiedenen Cakren.
- Die Normalisierung eines zu niedrigen Blutdrucks (Hypotonie) durch bestimmte Yogaübungen (siehe Seite 148).

KRANKHEITEN LINDERN

- Steigerung der Koronarreserve (siehe Seite 150).
- Besserung des vegetativ-nervlich-affektiven, emotionalen und sexuellen Verhaltens durch Beeinflussung der Zentren in Mittelhirn, Zwischenhirn, Hirnrinde sowie im limbischen und im Zwischenhirn-Hypophysen-System.
- Günstige Beeinflussung der chronischen Stresskrankheit (Adaptationskrankheit) mit Störungen im Hypophysen-Nebennierenrindensystem, im zentralen Nervensystem und Organsystem.

Fazit: Asana und Pranayama spielen eine wichtige Rolle bei der Gesundheitserziehung, die zur selbstaktiven Gesundheitsbildung führt. Als Yogatherapie sind sie imstande, z.B. einen Teil der Risikofaktoren des Herzinfarktes auszuschließen.

Bronchitische Symptome werden besser

Weiterhin wurde der Einfluss von Yoga-Atemübungen auf die Lungenfunktion untersucht. Die Ergebnisse zeigten, dass das Ventilationsvermögen der Lunge durch Bhastrika (siehe Seite 126) gesteigert werden konnte. Aus der Verbesserung der Ventilation, schon nach einmaliger Übung, kann wissenschaftlich klar geschlossen werden, dass bei mehreren Yoga-Übungsfolgen über einen längeren Zeitraum hindurch die Ventilation der Lunge aufgrund des Summationseffekts wesentlich erhöht werden kann. Dies ergaben auch die klinischen Untersuchungen der Yoga-Übungen bei bronchitischen Symptomen wie der chronischen Bronchitis, Asthma bronchiale und dem Lungenemphysem.

Die Hauptaufgabe der Atmung ist ganz ohne Zweifel der Gasaustausch zwischen den Alveolen und dem Kapillargebiet der Lunge. Um dies auch gewährleisten zu können, sind notwendig: eine optimale Ventilation (Belüftung), eine optimale Verteilung der Atemgase, ein optimaler Durchtritt der Atemgase durch die Grenzschicht zwischen Alveolen (Lungenbläschen) und Lungenkapillaren sowie eine optimale Durchblutung (Perfusion).

Diese Übungen haben sich bei Atemwegs-Erkrankungen nach Dr. Hammer bewährt:
- Tiefenentspannung (S.A.T.-Methode)
- Pranayamas in Rückenlage oder im Sitzen: untere, mittlere und obere Atmung, Vollatmung, Ha-Ton-Mantra-Atmung in Rückenlage oder im Sitzen, Wechselatmung im Sitzen (Nadisodhana), meditatives Atmen nach Sigmund Feuerabend (7-mal) mit den Formeln »Ich atme Kraft ein« und »Ich atme Wohlgefühl der Entspannung aus«
- Asana: Halber Fisch (Matsyasana) (siehe Seite 142), Kobra (Bhujangasana) (siehe Seite 107), Sitzkniekuss (Paschimottanasana) (34), Halbe Heuschrecke (Ardha salabhasana) (49)

> *Untersuchungs-Ergebnis:*
> Setzt man beim chronisch bronchitischen Syndrom Yogatherapie ein, ergeben sich eine Mobilisierung der Atemmuskulatur, die Lösung von Bronchialkrämpfen (Bronchospasmolyse), eine Sekretlösung (Sekretolyse), eine Expektorationsförderung durch Anregung der Sekretionsmotorik, eine Atmungsanregung, eine Ökonomisierung der Atmung sowie eine Atemerleichterung und das Freiwerden der Atemwege.

Unterstützung bei Wirbelsäulen-Problemen

Der aufrechte Gang des Menschen ist ein Grund für die Krankheitsanfälligkeit seiner Wirbelsäule und seiner Organe. Deshalb wird Yogatherapie vor allem Patienten, die unter dem so genannten Wirbelsäulen-Syndrom leiden, empfohlen. Ein Syndrom ist ein Symptomenkomplex, eine Gruppe von Krankheitszeichen. Fast die Hälfte aller Erwachsenen in Deutschland leiden an Rückenschmerzen. Von akuten und chronischen Entzündungen abgesehen haben die Beschwerden meist folgende Ursachen:
* einseitige Haltungsschäden, z.B. durch sitzende Arbeit ohne Ausgleich
* chronische Mikrotraumen, vor allem bei Zugmaschinenfahrern oder auch Autofahrern, durch starkes Bremsen verursacht
* Einengungen der Wirbelkörperlöcher durch degenerative Prozesse im Wirbelsäulengefüge, besonders im Zwischenwirbelkanal mit Druck auf Nerven und Gefäße

Die Grundeinheit der Wirbelsäule ist das Bewegungselement zwischen zwei Wirbeln. Es besteht aus der Zwischenwirbelscheibe, den kleinen Wirbelgelenken (dorsal), dem Muskel- und Bandapparat, Raumanteilen des inneren Wirbelkanals, Zwischenwirbellöchern sowie den Räumen zwischen Dorn- und Querfortsätzen. Die Bandscheibe ist die knorpelige Verbindung zwischen zwei Wirbelkörpern. Sie wird nach dem vierten Lebensjahr nicht mehr von Blutgefäßen, sondern durch Diffusion ernährt und trocknet allmählich aus. Bewegungen der Wirbelsäule nach allen Seiten können durch eine Art Pumpwirkung die Ausdörrung der Bandscheibe hinauszögern. Die Folgen einer Bandscheiben-Degeneration sind immer mit Schmerzen verbunden:
* lokaler Druckschmerz im Bereich der kranken Zwischenwirbelscheibe
* tief liegender Druckschmerz, der sich quadrantenmäßig durch Reizung des Sympathikus-Nervs ausbreitet

Krankheiten lindern

- reflektorische Spannung im Wirbelsegment und schmerzhafte Hautzonen
- Haltungs- und Empfindungsstörungen (Sensibilitätsstörungen)
- Verspannung der Muskulatur (Hartspann), Bewegungsschmerz
- Blockierung und schmerzhafte Fixierung (Starre) der Wirbelsäulenbereiche
- lokalisierte Segmentblockierung mit Bewegungseinschränkung
- Rüttel- und Verschiebungsschmerz des betreffenden Segments
- Schmerzstraße im Sinne einer Sehnen-Muskelkette mit Schmerzen im Bereich der Muskelursprünge, Muskeln, Sehnen- und Bandansätze

So wird der Rücken wieder stabil

Das Ziel der yogatherapeutischen Behandlung ist es, die schmerzhaft eingeschränkte Beweglichkeit der Wirbelsäule zu normalisieren und ihre Statik und Dynamik zu verbessern und zu festigen. Die Yogatherapie nach Dr. Hammer umfasst hier:
- die Besserung der Muskel-, Gelenk- und Wirbelsäulenfunktion
- die Lockerung des muskulären Hartspanns
- die Durchsaftung des Gelenkknorpels und der Bandscheiben
- die Wiederherstellung oder Erhaltung der Gelenkfunktion
- die Verbesserung der Durchblutung
- die Regulierung des Vasomotorenspiels (Nerven-Gefäß-Apparats)
- die Anregung des lokalen Stoffwechsels
- die allgemeine Umstimmung und Beeinflussung gestörter Reaktionsabläufe

Folgende Yogatherapie-Hilfen sind bei Wirbelsäulen-Syndromen (HWS-, BWS- und LWS-Syndrom) nach Dr. Hammer empfehlenswert:
- die Tiefenentspannung nach der S.A.T.- Methode (siehe Seite 12)
- die Yoga-Atmung (Pranayama) (siehe Seite 120)
- Asana: Halbmond (Ardha jandrasana), Adler (Garudasana) (63), Antibauchhaltung oder Kauersitz (Pavanamuktasana) (59), Dehnen im Liegen nach S.A.T. (Yastikasana), Stuhlsitz (Utkatasana) (60), Yoga mudra (18), Drehsitz oder Kleiner König der Fische (Ardha Matsyendrasana I) (68), Tapferkeitshaltung (Birwadrasana) (53), Halbkerze oder Offene Kerze (Viparita karani) (27), Baum (Vrksasana) (73), Gabelkniekuss (Parsvottanasana) (66), Seitlicher Halbmond (Parsa ardha jandrasana) (67), Kleiner Katzenbuckel (Ardha dandasana) (85), Sitzkniekuss (Paschimottasana) (34), Sonnengebet (Surya namaskars) (siehe Seite 106/107)

Besserung der Symptome nach der Yogatherapie

Bei der Untersuchung wurden die Mittelwerte von 50 Patienten mit entsprechender Wirbelsäulen-Symptomatik vor und nach der Yogatherapie errechnet. Es wurde ein therapeutisches Effektmuster festgelegt, dessen Beurteilung durch vier Bewertungen charakterisiert war: 0 = nicht vorhanden, 1 = leicht, 2 = mittelstark, 3 = stark.

Symptome Mittelwert	vor der Yogatherapie	nach der Yogatherapie
Spontanschmerz	1,78	0,167
Druckschmerz	2,21	0,163
Einschränkung der Beweglichkeit	2,47	0,212
Muskulärer Hartspann	2,91	0,182
Verbesserung von Statik und Dynamik	2,84	0,193

Fazit: Die Yogatherapie stellt bei Patienten mit Wirbelsäulen-Syndromen eine ganz wesentliche Hilfe dar. Es erfolgt in der Tat eine Unterbrechung des pathologischen (krankhaften) Funktionskreises. Schmerz, Muskelverspannungen und statisch-dynamische Leistungsschwäche verschwinden, dafür kommt es zu:
- Durchblutungsförderung und Muskelentspannung
- Deblockierung und damit Beseitigung einer fixierten Wirbelfehlstellung
- Lockerung der reflektorischen Zwangshaltung
- Readaptation (Wiederanpassung) des intervertebralen (zwischen den Wirbeln liegenden) Bewegungssegments
- Umstimmung des neurovegetativen Systems
- Schmerzbeseitigung durch Eröffnung der so genannten Lebenstore (foramina intervertebralia)

Untersuchungs-Ergebnis:

Die yogatherapeutischen Resultate bei Patienten mit Wirbelsäulen-Syndromen waren nach vier Wochen der Übung folgende: völlige Schmerzfreiheit bei 30,7 Prozent der Probanden, gute Besserung der Ausgangssymptomatik in 63,4 Prozent der Fälle, leichte Besserung des Beschwerdekomplexes bei 2,2 Prozent der Teilnehmer und nur bei 3,7 Prozent gar keine Besserung der Symptome.

KRANKHEITEN LINDERN

Gute Hilfe bei Krampfadern

Venenprobleme sind ein Leiden unserer heutigen Zeit. Viele Menschen sind bewegungsfaul und übergewichtig, sie sitzen zu häufig, nehmen lieber den Aufzug anstelle der Treppen und fahren mit dem Auto statt mit dem Fahrrad. Die Folge ist, dass die Venen mit Blut überlastet sind, sich erweitern und die Klappen sich nicht mehr schließen können. Es kommt zu einem Stau, vor allem in den oberflächlichen Gefäßen, die sich zu daumendicken, geschlängelten Krampfadern verformen. Harmlos übrigens sind die so genannten Besenreiser. Der variköse Beschwerdekomplex jedoch erfordert, dass wir unsere Beine viel und regelmäßig trainieren. Eine systematische Yogatherapie ist von sehr großem Nutzen. Ziel der Yogatherapie ist:

- durch die abwechselnde Spannung und Entspannung der Beinmuskeln (Polarität) die Muskelpumpe in Bewegung zu setzen, damit das venöse Blut gegen die Schwerkraft herzwärts fließen kann
- den venösen Rücktransport in Gang zu setzen
- die Überdehnung der Venenwand und einen möglichen Verschleiß der Venenklappen als Rückschlagventile zu verhindern
- die Fließgeschwindigkeit des Blutes zu beschleunigen
- den Druckanstieg und die Wasseransammlungen (Ödeme) zu verhindern
- der Geschwürbildung, z.B. dem offenen Bein, entgegenzuarbeiten

Die Therapie für die Venen

Folgende Yogatherapie wurde bei 50 Patienten durchgeführt:
- Tiefenentspannung nach der S.A.T.-Methode und tierisches Dehnen
- Yoga-Atmung: Bauchatmung (untere Atmung), Flanken- und Rückenatmung (mittlere Atmung), Brustbein- oder Schlüsselbeinatmung (obere Atmung), Rundum-Atmung im Stehen und im Liegen, Mantra-Ton-Ha-Atmung im Stehen, Wechselatmung rechts-links
- Asana: Zehenspitzensitz (Ardha padangusthasana) (75), Halbe Kerze (Viparita karani) (27), Tapferkeitshaltung (Birwadrasana) (53), Halbe Heuschrecke (Ardha salabhasana) (49), Kopfstand (Sirsana) (24), Kleine Schildkröte (Kurmasana I) (39), Sonnengebet (Surya namaskars) (siehe Seite 106/107)

Die Symptome der Probanden waren Schmerzen, Brennen, Stechen, Spannungs-Druckschwere und Müdigkeitsgefühl in den unteren Extremitäten, Kribbeln, Juckreiz, Empfindungsstörungen, Hitzegefühl, Stauungsgefühl und nächtliche Wadenkrämpfe. Vor der Yogatherapie wurde die Schmerz-Symptomatik des varikösen Beschwerdekomplexes von 86,9 Prozent der Testpersonen empfunden, nach der Therapie nur noch von 10,7 Prozent. Ödeme gingen zurück und die Fesseln nahmen an Umfang ab. Bei 41 Patienten kam es zu einer besseren Harnausscheidung (Diurese), der Pumpmechanismus der Venen war wesentlich aktiviert worden.

Durch die gezielte Yogatherapie (Anspannung und Entspannung) konnten unter anderen diese Mechanismen in Gang gesetzt werden:

- Steigerung der nutritiven (Ernährungs-)Durchblutung und Senkung eines pathologisch gesteigerten arteriellen Wandtonus
- Weitstellung der peripheren Arterien, Tonisierung der venösen Schenkel
- Entquellung des Gewebes und Aktivierung der venösen Hämodynamik
- Verbesserung der Hautelastizität und Verbesserung der Lymphkinetik
- Analgesie (Schmerzfreiheit) sowie Thrombose- und Geschwürprophylaxe

Das psychovegetative Syndrom

Viele Menschen haben heute mit dem so genannten psychovegetativen Syndrom zu tun. Das sind Störungen im Organgeschehen, die seelische Ursachen haben. Charakteristisch für das psychovegetative Syndrom sind: Das Auftreten von Funktionsstörungen zur Unzeit, eine Flüchtigkeit der vegetativen Symptomatik (Besser- und Schlechtergehen) sowie ein häufiger Symptomwandel, das heißt beispielsweise erst Kopfschmerzen, dann Herz- und schließlich Magenbeschwerden.

Das Syndrom tritt oft dann auf, wenn die Leistungs- und Aktionsfähigkeit des Menschen überfordert ist. Es ist Zeichen einer mangelhaften, nicht vollzogenen Anpassung und einer Störung im Befinden und Verhalten. Die Betroffenen klagen über Ängste, Spannungszustände sowie Reizüberempfindlichkeit und unterliegen einem starken Wechsel der vegetativen Reaktionslage. Das ganz persönliche, subjektive Empfinden von Angst, Unruhe, Spannung und Nervosität bestimmt den Leidensdruck des Patienten.

Man sieht im psychovegetativen Syndrom ein Dekompensationsphänomen* des Organismus, der nicht mehr fähig ist, sich an die bestehenden Belastungen und Bedingungen des Alltags anzupassen. Ursache ist eine »Ichstörung« oder »Feldstörung«. Die Kommuni-

---

* *Eine Dekompensation ist das Offenbarwerden einer bislang unbemerkten Organstörung durch den Wegfall einer Ausgleichsfunktion.*

KRANKHEITEN LINDERN

kation (Verbindung) zwischen den einzelnen Feldern (Ichfeld, Umfeld, Urfeld) ist durch frühkindliche Fehlprägungen der bewusstseinsimmanenten* Urseinsweisen fehlstrukturiert (Sigmund Feuerabendt).

Für die Untersuchung standen dem Yogatherapeuten 100 Patienten mit folgenden psychovegetativen Beschwerden zur Behandlung zur Verfügung:

Subjektiv empfundene Symptome: Herzsensationen (funktionelle, psychogene Angina pectoris, Dyskardie), innere Unruhe, schnelle Erschöpfbarkeit, Angstgefühl, Einschlaf- und Durchschlafstörung, Konzentrations-, Antriebs- und Leistungsschwäche, Unbehagen.

Objektive Symptome: Positiver Dermographismus (Hautreaktionen wie beispielsweise Nachröten), lebhafte Reflexe, Hyperhidrosis (vermehrtes Schwitzen, besonders an Händen, Füßen und Achselhöhlen), lebhafte Reflexe, kalte Hände und Füße, Lidflattern bei lockerem Lidschluss, Muskelfibrillieren (Zittern bestimmter Muskelgruppen), Druckschmerz auf die Processi mastoidei, also im Bereich der Schläfen und Druckempfindlichkeit im Bauch (Epigastrium).

Asana sind keine Gymnastikübungen!

Jedes Asana regt Mechanismen an, die der Aufrechterhaltung reflektorischer, durch äußere Reize ausgelöster Vorgänge im Organismus, auch im Psychoorganismus und Logoorganismus, dienen. Es ist deshalb eine Halbwahrheit, wenn jemand behauptet, die Asana wären lediglich eine Abart der Gymnastik. Sie stellen sehr viel mehr dar! Die Yogatherapie jedenfalls ist ein wichtiges Glied in der therapeutischen Kette der Zukunft.

Yoga bringt die Seele ins Gleichgewicht

Die Behandlung der subjektiv und objektiv empfundenen Beschwerden soll auch diesmal wieder getragen werden durch Angemessenheit, das heißt Berücksichtigung von Alter, Typ und dem jeweiligen Beschwerdekomplex. Die therapeutischen Übungen zielen auf das Hinlenken der Aufmerksamkeit in die Körpergestalt der einzelnen Asana. Zudem soll bei jedem Asana ein Ausgleich stattfinden, nach jeder Haltung folgt also eine Gegenhaltung. Dies bringt Harmonie in die einzelnen Übungsabfolgen. Geübt wird stets mit Leichtigkeit und voller Freude. Der Yogatherapeut beachtet dieses Motto: Führung – Wachsen-

* *Immanent: nicht über den Bereich des menschlichen Bewusstseins hinausgehend.*

Das psychovegetative Syndrom

lassen – Wandeln. Bei meinen therapeutischen Bemühungen setzte ich also auch hier dieses bereits bekannte Übungsmuster ein. Der Yogatherapeut hat die Möglichkeit, daraus seine entsprechenden Übungsreihen zu entwickeln.

Durch die Auswertung der folgenden Tabelle können Sie deutlich sehen, dass gerade bei Patienten mit einem psychovegetativen Syndrom der Einsatz einer Yogatherapie besonders angezeigt ist. Um die yogatherapeutischen Resultate in Maß und Zahl gut verständlich darzustellen, ist die Ausprägung der Anfangssymptomatik in ein Punktsystem integriert, deren Zahlenwerte gemittelt sind. Wie beim Wirbelsäulen-Syndrom (siehe Seite 157) wird dabei das therapeutische Effektmuster mit vier Punktwerten benutzt: 0 = keine Beschwerden, 1 = geringe Beschwerden, 2 = mäßige Beschwerden und 3 = starke Beschwerden.

Symptome	vor der Yogatherapie	nach der Yogatherapie
Subjektiv		
Herzbeschwerden	3,6	2,4
innere Unruhe	3,4	2,1
schnelle Erschöpfung	3,2	1,9
Angstgefühl	2,9	1,7
Ein- und Durchschlafstörung	2,8	1,7
Konzentrations- und Antriebsschwäche	2,6	1,6
Unbehagen	2,6	1,6
Objektiv		
positiver Dermographismus	3,6	2,5
lebhafte Reflexe	3,0	2,4
Hyperhidrosis	3,0	2,4
lebhafte Reflexe	2,9	2,2
kalte Hände und Füße	2,8	2,2
Lidflattern bei lockerem Lidschluss	2,4	1,5
Muskelfibrillieren	2,1	1,4
Druckschmerz auf die Processi mastoidei	2,0	1,4
Druckempfindlichkeit im Epigastrium	1,9	0,9

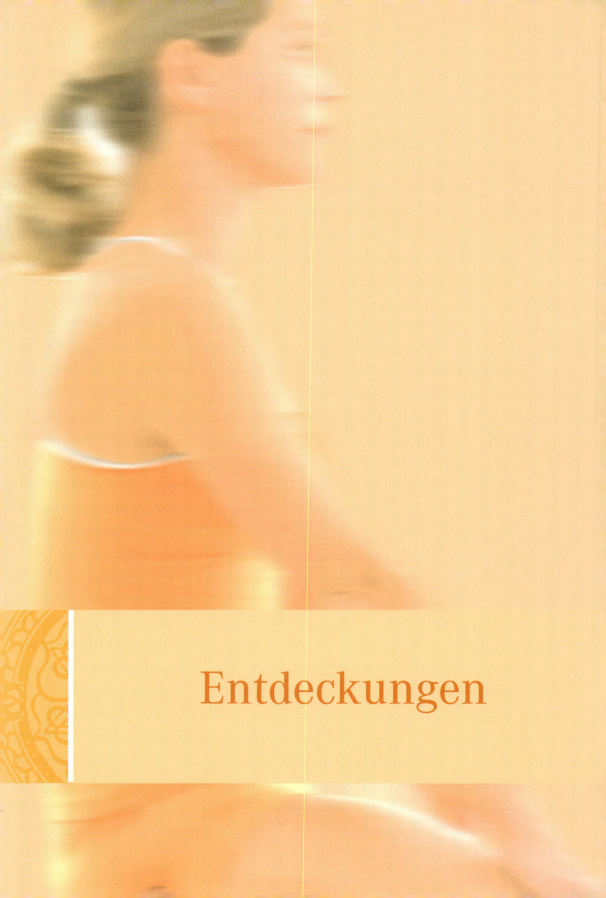
Entdeckungen

Die Wirkungsebenen

Entdeckungen für das Heilen mit Yoga

Feuerabendt empfiehlt, regelmäßig in einer Gruppe zu üben. Auf der Basis seiner langjährigen Yoga-Erfahrung arbeitete er die verschiedenen Wirkungsebenen heraus, die einen hervorragenden therapeutischen Überblick geben. Höchst interessant ist außerdem der von ihm geprägte Begriff des Akuyoga mit ähnlicher Wirkung wie die Akupunktur.

Die Wirkungsebenen

Die Wirkungsebenen zählen zu den wichtigsten Entdeckungen für die Yogatherapie, das Heilen durch Yoga. Für die Medizin wesentlich ist, dass beim Üben der Asana alle im folgenden Text behandelten Wirkungsebenen (WE) in Funktion treten und sowohl eine therapeutische (heilsame) Ganzheitswirkung wie auch ein therapeutischer Überblick erzielt wird, wie er anderswo nicht annähernd beobachtet werden kann. Die Möglichkeit der Anwendung einer Aktivtherapie sieht er in diesen Wirkungsebenen gelungen.

Heilung war im indischen Osten mehr spekulative Schau, im Westen jedoch Erforschung, Beobachtung, Registrierung und Messen. Feuerabendt erwartet und erstrebt durch die Yogatherapie eine Synthese von Erkenntnis (Schau) und Erfahrung als Grundlage eines humanen (menschlichen) Heilbetriebs.

ENTDECKUNGEN

Die Wirkungsebenen der Asana

I.	Blutwirkungsebene	Stichwort: Blutgymnastik
	Blut als Organ	
II.	Physiologische Wirkungsebene	Stichwort: Organgymnastik
	a) Herzkreislauf-System	Stichwort: Anpassung
	b) Yogische Sauerstofftherapie	Stichwort: Reinheit und Rhythmus
III.	Neurophysiologische Wirkungsebene	Stichwort: Nervengymnastik
IV.	Anatomische Wirkungsebene	Stichwort: Biegsamkeit
	a) Bewegungsapparat	Stichwort: Muskeltraining
	b) Wirbelsäule	Stichwort: Wirbelgymnastik
V.	Endokrinologische Wirkungsebene	Stichwort: Hormongymnastik
VI.	Lymphdrainage-Wirkungsebene	Stichwort: Entwässerungstraining
VII.	Urkreis-Fließkreis-Wirkungsebene	Stichwort: Fließkreis-Mitschwingung
	(Regelkreis/Biofeedback/Organ-Antwort)	
VIII.	Akutherapeutische Wirkungsebene	Stichwort: Akutherapie von innen durch Hindurchdehnen (Sedieren) und Pressen (Tonisieren)
IX.	Astrobiologische Wirkungsebene	Stichwort: Doppeleffekt
X.	Psychologisch-geistige Wirkungsebene	Stichwort: Seelengymnastik
	a) Imagination	Stichwort: Vorsatzbildung
	b) Meditation	Stichwort: Bewusstseinsarbeit
XI.	Haut-Wirkungsebene	Stichwort: Gestalt-Training
XII.	Yin-Yang-Wirkungsebene	Stichwort: Gleichgewicht, Homöostase
	Biopositive Polarisierung	
	a) Polarität	
	1. Polarisation (Aufladung)	
	2. Depolarisation (Entladung)	
	b) Sympathikus-Parasympathikus-Homöostase	
XIII.	Bardo-Wirkungsebene	Stichwort: Identität des Ich
	klinischer Tod	
	a) biologischer Tod	
	b) Bewusstsein nach dem Tode (marana)	

Die Wirkungsebenen

Die Blutwirkungsebene – Blut als Organ

Stichwort: Blutgymnastik
Funktion:
- Blut als Transportmittel (Sauerstoff, Nährstoff, Wirkstoff)
- zur Wärmebildung
- als Verbindungsmittel zwischen den Organen
- als Gerinnungsmittel bei Verletzungen
- als Abwehrwaffe und Abwehrsystem
- als Mithilfe zur Homöostase (inneres Gleichgewicht)

Die arterielle Hämodynamik (Regelung der Durchblutung) wird beherrscht von:
- der Herzarbeit und dem Durchblutungsdruck
- dem lokalen Gefäßwiderstand, der durch bestimmte Asana reguliert wird
- der Blutstromgeschwindigkeit
- dem Gefäßquerschnitt
- den vegetativen Zentren im Gehirn und im Zentralnervensystem

Yogatherapie als Regulationstherapie wirkt auf:
- die Hirnrinde, das Zwischenhirn und das Hormonsystem
- das Vasomotorenzentrum der Gefäßnerven im verlängerten Mark
- die humoralen Faktoren Adrenalin und Acetylcholin – durch den Kniekuss und durch die Kobra wird diese Ausschüttung vermehrt

Die Blutkumbhakas sind selbstaktiv gesteuerte Blutverlagerungen und Stauungen. Sie entsprechen der klinisch angewandten, intermittierenden Staumassage mit einem Manschettendruck von 20 – 60 mm Hg bei 50 – 80 Stauimpulsen pro Minute.

Die physiologische Wirkungsebene

Stichwort: Organgymnastik
Beeinflussung des Körpergeschehens durch Asana über den Blutkreislauf.

Stichwort: Anpassung
Das gesunde Herz muss in der Lage sein, sich allen wechselnden Anforderungen anzupassen und dabei ökonomisch zu arbeiten.

ENTDECKUNGEN

- Ein gesunder Herzmuskel wird durch das Herz-Kreislauf-Training beim Surya namaskars und Uddiyana geübt.
- Ein gesundes Herzkranzgefäßsystem (Koronararterien) mit einer ausreichenden Koronarreserve übt ebenfalls das Sonnengebet (Surya namaskars).
- Das koordinierte Öffnen und Schließen der Herzklappen als Blutrichtungsventile wird durch Bhastrika beeinflusst.
- Ein inaktives Herznervensystem, das die Herzautomatie garantiert, beeinflusst Ardha matsyasana (Halber Fisch).
- Zu- und Abfluss der Kreislaufregulationen sind im Gleichgewicht. Es muss ein Leben lang genauso viel Blut in die Arterien gepumpt werden wie aus ihnen in die Organe abfließt. Dies wird durch Kapalabhati unterstützt.
- Wir pflegen das normale Aktionspotential der Herzmuskelfaser zwischen minus 90 Millivolt und plus 30 Millivolt durch die S.A.T.-Entspannung.
- Harmonisches Zusammenspiel von Sympathikus als förderndes und Parasympathikus als drosselndes Herznervensystem durch die Kobra.
- Pflege des intakten Kreislaufzentrums im Gehirn durch den Kopfstand.
- Erhaltung der funktionierenden Regulierung der Blutverteilung durch ein eigenes Gefäßnervensystem (Vasomotoren) mittels des alltäglichen Übens des Sonnengebets (Surya namaskars).

Bei der Tiefenentspannung (S.A.T.) nach Feuerabendt kommt es zu einem Ausgleich in diesem »Verbundsystem« mit Erholung und Energiespeicherung im Sinne einer Umschaltung, besonders im vegetativen Nervensystem. Das Sonnengebet, das eine dynamische Reihen-Abfolge von Asana darstellt, bewirkt bei täglicher Erreichung und Einhaltung einer Pulsfrequenz von 170 minus Lebensalter die Erschließung eines Verzweigungsgefäßsystems (Kollateralkreises).

Stichwort: Reinheit und Rhythmus
Zur physiologischen Wirkungsebene zählt Feuerabendt noch die yogische Sauerstofftherapie. Eine optimale Lungenfunktion ist gebunden an:
- ein intaktes Atemzentrum und eine intakte Atemmuskulatur (Bhastrika)
- ein intaktes Zwerchfell (Uddiyana) und eine optimale Belüftung (Ventilation)
- eine optimale Durchblutung und Verteilung der Atemgase (Kumbhaka)
- einen optimalen Durchfluss (Nadisodhana), das heißt Sauerstoff-Übertritt von Alveole (Lungenbläschen) ins Blut mit Sauerstoff-Übertritt von Blut in die Zelle

Die Wirkungsebenen

> *Der Atem bestimmt über unsere Leistungskraft*
> Unsere Leistungsfähigkeit ist weitgehend von der Leistungsfähigkeit der Atmung bestimmt. Eine Einschränkung an irgendeinem Glied der Atemkette verringert die Leistung des Organismus. Die CO_2-(Kohlendioxid-)Konzentration im Blut reguliert die Erregung der Atemzentren im Gehirn und im verlängerten Mark; als Übung wird das untere Kumbhaka eingesetzt. Vor ausgiebigen Kumbhakas jedoch muss gewarnt werden! Die kräftige Rundum-Atmung ist eine optimale Ventilationsübung.

Die neurophysiologische Wirkungsebene

Stichwort: Nervengymnastik

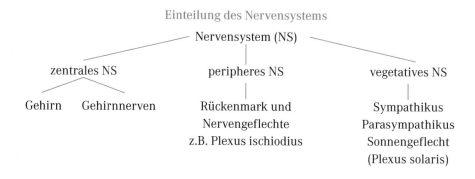

Einteilung des Nervensystems

Die Nervenzellen garantieren die Informationsaufnahme, Informationsweiterleitung, Informationsverarbeitung und die Informationsaussendung. Diese erfolgen durch so genannte Aktionspotenziale (Impulse). Unser Zentralnervensystem ist programmgesteuert und wird durch Reflexe und Erfahrung beeinflusst. Der Gestaltausdruck eines Asana setzt Impulsmuster der Neuronen. Es motiviert die Areale der Hirnrinde und vor allem die der subkortikalen Zentren. Die Gestalt des Asana wird im Thalamus mit der Sensorik abgestimmt und erhält in den motorischen Zentren der Hirnrinde (Motorcortex) ihre endgültige Ausformung. Der fertige Impuls wird in das Organgeschehen weitergeleitet.
Daraus ergibt sich die Übersichtstabelle der Asana-Wirkungen auf der nächsten Seite, die erstmals auf geniale Weise den Gesamtkomplex der Asana vorstellt.

ENTDECKUNGEN

Modell der Hammer-Feuerabendt'schen Asana-Wirkung

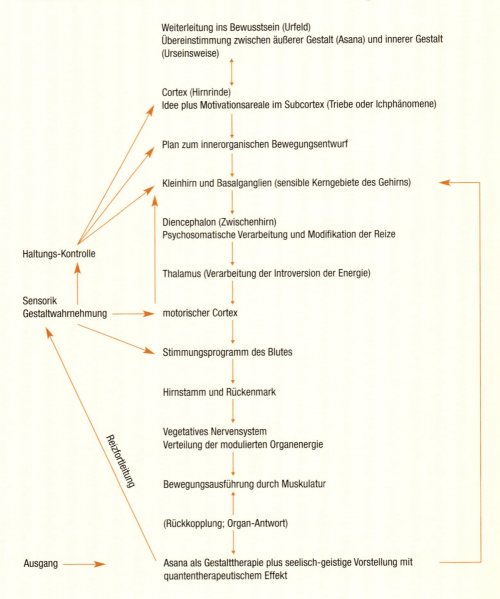

Die Wirkungsebenen

Die anatomische Wirkungsebene

Stichwort: Biegsamkeit und Muskeltraining
Hier wird die Einheit des Zusammenspiels von Muskeln, Bändern, Sehnen, Gelenkkapseln, Knochen und Gelenken beachtet. Diese dient der Fortbewegung, der Aufrechterhaltung der Körperlage im Schwerefeld der Erde und dem Körperbau, den Kontraktionen (auch des Darms und der Blutgefäße) sowie dem Bluttransport im Kreislaufsystem. Durch Dehnen und Pressen erfolgt eine Beeinflussung der Bänder und Sehnen als Halte- und Stützfunktion der Gelenkkapseln, als Schutz der Gelenke und der Gelenkkapselinnenhaut (Synovialis). Diese sondert dadurch Gelenkschmiere (Synovia) ab. Durch Asana wird die Bänderelastizität vermehrt, als bandartige Verbindung mit den Knochen der Gelenke und der Sehnenverbindungen des Muskels zum Knochen.

Ergebnisse der anatomischen Asana-Wirkungen

- Zunahme der Permeabilität (Durchlässigkeit der Gewebe) – 23,2 Prozent
- Zunahme der Gewebsflüssigkeit – 18,1 Prozent
- Zunahme der Kapillaren (Haargefäße) gegen eine so genannte Wipfeldürre (Max Bürger) – 18,0 Prozent
- Normalisieren von natürlicher Anspannung/Entspannung – 78,4 Prozent
- Entschlackung der Kapillaren und Gewebe – 67,6 Prozent
- Günstigere Statik (Stehvermögen) – 72,9 Prozent
- Spannungsverteilung im Muskelmantel (Fettbauch) mit Verbesserung der Wirbelsäulenfunktion – 64,5 Prozent
- Ausgleich im Hormonsystem, Anregung der Nebennierenrinde – 69,9 Prozent
- Verteilung der körperlichen Belastungen – 71,1 Prozent
- Bindegewebsverbesserungen – 23,2 Prozent
- Verbesserte Ernährung des Knorpels – 79,0 Prozent

Stichwort: Wirbelgymnastik
Die Wirbelsäule ist als Rückgrat Stütze und Träger des Rumpfes und mit ihrem Wirbelkanal Schutzhülle für das Rückenmark und deren Nervengeflechte. Die Wirbelsäule besteht aus 33 bis 34 Einzelwirbeln, aus 7 Hals-, 12 Brust-, 5 Lenden-, 5 Kreuzbein- und 4 bis 5 Steißbeinwirbeln. Die Beweglichkeit der Wirbelsäule wird durch die Bandscheiben (Zwischenwirbelscheiben) mit ihrem Gallertkern und Faserring garantiert.

ENTDECKUNGEN

Die Spinalnerven verursachen viele Beschwerden

Die Wirbelsäule stellt mit den Bandscheiben, den Zwischenwirbelgelenken, dem Bandapparat, dem Muskel-, Gelenk-, Nerven- und Gefäßsystem eine Einheit dar. Jedes krankhafte Geschehen innerhalb eines Wirbelelements dieses Systems kann sich auf Dynamik und Statik der Wirbelsäule auswirken. Aus dem Wirbelkanal der Wirbelsäule treten die Rückenmarksnerven (Spinalnerven) aus, die Nervengeflechte (plexi) bilden und Schmerzsyndrome bei Wirbelsäulenveränderungen auslösen können. Das Rhythmus-Prinzip fördert auch die Durchblutung der von Natur aus nicht optimal durchbluteten Gelenkanteile. Bereits durch geringste Veränderungen der natürlichen Lage und Statik eines Wirbelsegmentes kann der damit zusammenhängende Spinalnerv in seiner Funktion gestört werden. Viele Beschwerden lassen sich deshalb über die Normalisierung der Wirbelsäulensegmente behandeln. Verspannungen wirken sich grundsätzlich auf die Wirbelsäule aus. Diese werden durch die Asana heilsam beeinflusst.

Das Rhythmus-Prinzip der Yogatherapie von Spannung und Entspannung ist eine wesentliche Hilfe für die Entblockierung im Bereich der Wirbelsäule.

◆ Das psychosomatische HWS-Syndrom kommt häufig bei Personen vor, die mit Anstrengung »ihr Gesicht wahren«, sich immer wieder behaupten müssen und depressiv sind.
◆ Mit dem psychosomatischen BWS-Syndrom haben Menschen zu tun, die sich in Trauer, Mutlosigkeit und kompensierten Zwangshaltungen befinden.
◆ Wer überlastet und frustriert ist und unter einer gestörten Sexualität leidet, läuft Gefahr, am psychosomatischen LWS-Syndrom zu erkranken.
◆ Die psychosomatische Brachialgie (Schmerzen am Arm) bekommen Personen mit unterdrückter Aggression, Wut und Zorn.

Die endokrinologische Wirkungsebene

Stichwort: Hormongymnastik

Das Hormonsystem besteht aus Hormondrüsen, die körpereigene Wirkstoffe in die Blutbahn abgeben. Sie stehen unter der Kontrolle des Gehirns. Der Dirigent ist die Hirnanhangdrüse (Hypophyse); sie unterhält Verbindungen zur Nebenschilddrüse, Schilddrüse, Nebenniere, Bauchspeicheldrüse und zu den Geschlechtsdrüsen. Alle hormongesteuerten Körperfunktionen, besonders der Stoffwechsel, das Wachstum und die Fortpflanzung, laufen in der Regel dank des wohl abgestimmten Ausschüttens der Hormone normal ab. Überfunktionen und Unterfunktionen werden ausgeglichen. Durch die Anregung der

Nebenniere wird die Entstressung gefördert. Durch die Anregung des Nebennierenmarks bilden sich die Hormone Adrenalin und Noradrenalin mit überwiegend erregender und gefäßverändernder Wirkung und das Hormon Kortison mit seiner antientzündlichen, antiallergischen und antirheumatischen Wirkung. Die Anpassungsfähigkeit (Adaptation) an das äußere und innere Milieu des Organismus wird gesteigert. Savasana, Kobra, Fisch und Kniekuss massieren gleichsam die Nebenniere, sodass dem Erschöpfungs(Adaptations-)Syndrom als Folge des Distress entgegengearbeitet werden kann.

Kniekuss, Kobra und Fisch stimulieren über eine Massage der Nebenniere die Ausschüttung des Hormons Kortison mit seinem antirheumatischen Effekt.

Die Lymphdrainage-Wirkungsebene

Stichwort: Entwässerungstraining
Das Lymphgefäßsystem kann als Kreislauf der Eiweißkörper oder als Abwasserkanäle des Körpers bezeichnet werden, das im Brustraum in das Venensystem mündet. Um die Entleerung zu erleichtern, nimmt der Übende öfters die EH-Rune ein. Die Aufgabe des Lymphsystems besteht im Transport von Hormonen, Enzymen, Eiweißkörpern, im Abtransport von Zelltrümmern (Müllabfuhr) und in der Regulation des Gewebedrucks. Es hat außerdem eine Abwehrfunktion und übernimmt den Flüssigkeitsaustausch. Es ist verantwortlich für die Aufrechterhaltung der Homöostase (Zellmilieu) und die Gewebereparation durch Umwandlung von Lymphozyten in Bindegewebszellen. Fast alle Asana fördern den Lymphstrom im Sinne einer Lymphdrainage.

Die Urkreis-Fließkreis-Wirkungsebene

Stichwort: Fließkreis-Mitschwingung
Das Regelsystem (Regelkreis, kybernetisches System) ist ein Rückkoppelungssystem (Organ-Antwort) und setzt sich aus Führungsgröße, Stellglied, Regelstrecke, Regler, Messwerk, Stellmotor, Regelgröße und Messwert zusammen. Um die Ordnung im Mechanismus aufrecht zu erhalten, besteht biotechnisch gesehen ein Regelkreis oder Fließkreis mit Rückkoppelung oder Organ-Antworten, der Funktionssysteme unseres Organismus an wechselnde Bedingungen anpasst. Asana, Pranayama und Meditation (S.A.T.), besonders mit ihren Wirkungen auf das Zentralnerven- und Gefäßsystem, wirken regulierend auf die Regelkreissysteme des Organismus im Sinne einer Anregung oder Beruhigung. Yogatherapie wird so als uralte Heilmethode modern rehabilitiert.

ENTDECKUNGEN

Die akutherapeutische Wirkungsebene

Stichwort: Akutherapie von innen durch Dehnen (Sedieren) und Pressen (Tonisieren)
Akutherapie, eine Wortprägung Feuerabendts (siehe Seite 176), beinhaltet terminologisch die Begriffe Akupunktur und Akupressur. Die Akutherapie lehrt, dass im Körper Energieströme, so genannte Meridiane, als Organinformationen verlaufen. Nach Feuerabendt sind die Meridiane Ionenkanäle. Auf diesen Kanälen liegen Punkte. Zwischen ihnen und indifferenten Hautstellen besteht eine Potenzialdifferenz von etwa 2 bis 60 Millivolt (mV). Der Hautwiderstand über den Akutherapie-Punkten ist vermindert, wobei solche Veränderungen auch abhängig von Körperstellungen (Asana) und seelischer Stimmung sind.

Durch das Üben von Asana mit Dehnen und Pressen kommt es zu einer Beeinflussung innerer Organe über bestimmte Hautsegmente (Segment-Therapie). Weiterhin bemerkenswert sind die Ausschüttung von Überträgerstoffen im Bereich des Nervensystems (Serotonin, Endorphine) und die Einregulierung bioelektrischer Mechanismen sowie die Ingangsetzung von Energieströmen.

Nach Sigmund Feuerabendt sind Asana eine Art Akutherapie von innen; durch das Hindurchdehnen im S.A.T. wird allgemein sediert (beruhigt), es kommt zum Energieausgleich über Lo-Punkte. Durch Pressen wird tonisiert, das heißt zu schwache Energien werden aufgeladen. Eine treffsichere Akutherapie, die auf die einzelnen Meridianpunkte zielen könnte, wie manchmal behauptet wird, ist übertrieben. Durch Asana erreicht man eine allgemeine Beeinflussung der Meridiane, nicht mehr.

Die astrobiologische Wirkungsebene

Stichwort: Doppeleffekt
Die Astrobiologie ist für die Medizin ein Neuland. Die medizinische Astrologie mit in die Wirkungsebenen aufzunehmen entstammt den praktischen Überlegungen und Beobachtungen Sigmund Feuerabendts: Man stelle sich einen Kreis vor, das Horoskop, an dessen gesamtem Innenrand sich der Mensch befindet, mit dem Kopf beginnend auf der Vorderseite seines Körpers liegend. Dieses Bild endet mit den Füßen über dem Scheitel. Die alten Chaldäer teilten es in zwölf gleiche Felder ein, entsprechend den Tierkreiszeichen. So fiel auf den Kopf Feld 1, der Widder, auf den Hals Feld 2, der Stier, auf die Schultern mit Lungenspitzen Feld 3, der Zwilling und so weiter, bis zu den Füßen, Feld 12, die Fische. Gegenüberliegende Körperregionen beeinflussen sich.

Die Wirkungsebenen

Adam Kadmon – der kosmische Mensch

(Tierkreis-Diagramm mit den Tierkreiszeichen: Steinbock, Schütze, Wassermann, Skorpion, Fische, Waage, Widder, Jungfrau, Stier, Löwe, Zwillinge, Krebs)

Bedeutsam wird diese Methode in der Yogatherapie dann, wenn man es mit Verletzten zu tun hat. Sie können bestimmte Regionen ihres Körpers an dem zu beeinflussenden Ort nicht üben. Bleibt zu hoffen, dass diese Methode noch einer weiteren gründlichen Prüfung unterzogen wird, nicht nur in der Yogatherapie, sondern auch im klinischen Bereich.

Die psychologisch-geistige Wirkungsebene

Stichwort: Seelengymnastik

Sie umfasst die Mitbeteiligung von Psyche (Emotionalkörper) und Geist (Denkkörper) der Asana während des Übens. Denn Asana sind gleichzeitige Haltungen von Leib, Seele und Geist (Soma-Psyche-Logos). Alle Vorstellungen sind allein durch das Bewusstsein möglich; ohne Bewusstsein gibt es keine Vorstellung. Und über das Bewusstsein erfolgt die Gestaltwirkung der Asana. Über das Pranayama (Kapalabhati) kommt es bei vermehrter Sauerstoffaufnahme zu einer biopositiven Umstimmung der Psyche.

Entdeckungen

Stichwort: Vorsatzbildung

Diese wird durch Imagination geformt. Ihr Ausgang ist die Heilebene null (siehe Seite 16). Vorsatzbildungen sind eine Art »via regia« (Königswege) ins Unbewusste. Von dort aus wirken sie ins Organgeschehen. Das Unbewusste umfasst dabei alle Vorgänge, die geistig nicht gedacht werden, die seelisch wahrgenommen, aber nicht direkt empfunden werden und die rein körperlich ohne geistig-seelische Mitwirkung ablaufen. Sie werden nicht über Rezeptoren wie beispielsweise die Insulinausschüttung wahrgenommen.

Stichwort: Bewusstseinsarbeit

Darunter versteht Feuerabendt Meditation (siehe Seite 21). Das Gestalterleben der Asana, ausgehend von der Ruhigstellung des Gedankenstroms im S.A.T. bezeichnet er als so genannte Nullmeditation. Jedes Zur-Ruhe-Bringen ist eine gegenphänomenale Meditation. Später baut sich auf dieser Grundlage die urphänomenale Meditation auf, z.B. die Musikmeditation. Auch Tiere besitzen ein Wachbewusstsein (das Ichbewusstsein ist mehr). Dieses Wachbewusstsein ist ähnlich unserem Traumbewusstsein (Svapna). Während der Yogameditation (Dhyana) oder beim Autogenen Training erweitern wir den »Aufmerksamkeits-Horopoter« (Feuerabendt) des Wachbewusstseins (Jagrat), nicht das Bewusstsein selber, unter Umständen sogar bis in Organbereiche hinein. Man kann so seine Organe erfahren und zur energetischen Beeinflussung erspüren. Die Brücke vom Seelischen zum Körperlichen bildet das Zwischenhirn. Zu beachten ist der »geistige« Energiestoffwechsel: ein Mensch in Ruhe verbraucht etwa 250 Milliliter Sauerstoff in der Minute, allein das Gehirn 24 Prozent davon.

Biopositive Wirkungen von Meditation und Imagination

Durch Biofeedback-(Organ-Antwort-)Geräte wurde festgestellt, dass Imagination und Meditation (phänomenale und gegenphänomenale) viele biopositive Wirkungen hat:

- Stabilisierung des autonomen, vegetativen Nervensystems
- Resistenz gegen chronischen Stress (Distress), Aggressionsminderung
- günstige Beeinflussung psychosomatischer Krankheiten
- Besserung der Verhaltensstabilität (Rauchen, Trinken, Süchte und anderes)
- zielsicheres Handeln und sinnerfülltes Tun
- weniger depressive Verstimmungszustände und mehr Wohlbefinden
- bessere Anpassung an das Umfeld (Milieu), Erlebnistiefe und Versenkungsfähigkeit
- Freude am Leben, am Alltag und am Sinnerleben

Die Wirkungsebenen

> *Meditation erweckt schöpferische Kräfte*
> Jede herkömmliche Meditation ist gegenphänomenal, das heißt sie schaltet Reize aus. Sie erscheint neurophysiologisch als ein Lauschen auf die Selbstregulation des Organismus (in Ruhe und Stille) während der Nullmeditation (Entspannung/Versenkung S.A.T.). Diese Art von Meditation bewirkt eine vegetative Gesamtumschaltung im autonomen, vegetativen Nervensystem und führt oft zu schöpferischen Nachimpulsen.

Was genau ist nun Meditation?

- Meditation im urphänomenalen Sinne heißt, die Uridentität des Ich mit dem Bewusstsein (Urfeld) und seinen Kategorien (Urseinsweisen, Urphänomenen) zu erleben
- Das Auftauchen optischer und/oder akustischer Bild/Ton-Thematiken aus der Tiefe
- Die Wahrnehmung aus dem Unbewussten, dem Persönlichen und Kollektiven
- Eine Expedition zu Tiefenseele (Ontopsyche) und Atman (Bewusstsein = Urfeld)
- Das Erleben von biopositiven Handlungsimpulsen aus der Tiefenseele
- Meditation übt biopositive Einflüsse auf das Ichfeld (Autopsyche), die Allopsyche (Gegen-Ich oder Fremd-Ich) und die Somatopsyche (Körperbewusstsein nach Karl Kleist) aus
- Das Endziel ist die seelisch-geistige und soziologische Gesundung (Feuerabendt)

Die Haut-Wirkungsebene

Stichwort: Gestalttraining

Unsere Haut ist Schutz-, Seelen- und Verbindungsorgan gegen die Umwelt und mit ihr. Die Haut reguliert den Wasserhaushalt, die Temperatur, die Resorption und Ausscheidung und sie ist Sinnesorgan für Temperatur-, Schmerz-, Berührungs- und Druckempfindung. Ihre Nerven- und Gefäßverflechtungen (Glomusorgane) regeln den Blutdruck, weil sie in kürzester Zeit die Durchblutung ändern können. Die Organe spielen auch beim Erröten eine Rolle. Wichtig ist, dass über die Haut innere Organe, besonders hinsichtlich ihrer Mehrdurchblutung, als Segment-Therapie günstig beeinflusst werden. Zu jedem inneren Organ gehört ein bestimmtes Hautsegment. Haut und Organe stehen in einem engen Wechselverhältnis. Ein entspanntes Gesicht macht sich in einer guten Organdurchblutung bemerkbar, das kann man messen. Wir »üben« die Haut am besten im unbekleideten Zustand als Gestaltorgan des Körpers mit unmittelbarem Einfluss durch das Bewusstsein.

ENTDECKUNGEN

Die Yin-Yang-Wirkungsebene

Stichwort: Gleichgewicht/Homöostase

Die Polarität als Yin-Yang-Prinzip lässt sich übertragen auf die nervlichen Geschehen in unserem Organismus, z.B. für die Fähigkeit von Nervenzellen mit Informationsaufnahme, Informationsweiterleitung, Informationsverarbeitung und Informationsaussendung und für die Polarität von Sympathikus und Parasympathikus. Aus dieser resultiert letztlich ein Zusammenspiel. Einfluss auf die Polarisierung (Yin-Yang) wird über die doppelseitigen Haltungen der Asana und im Pranayama (Atemübungen) ausgeübt. Es erfolgt eine Transformation von der bloßen Gestalthaltung (Asana) zur Organfunktion.

Die Bardo-Wirkungsebene

Stichwort: Identität des Ich

Dazu gehören: klinischer Tod, biologischer Tod und Bewusstsein nach dem Tod (Marana). Diese Wirkungsebene umfasst die Bewahrung der Identität des (Ich)-Bewusstseins nach dem Tod. Sie ist nicht Gegenstand der Medizin und wird nur der Vollständigkeit halber erwähnt. Feuerabendt entwickelte die Bardo-Wirkungsebene im Hinblick auf die Erhaltung der Identität des Ich durch die Asana hinsichtlich der einzelnen Wiedergeburten des Menschen. Der Yogi, der die Bardo-WE vertritt, ist von der Wiedergeburt des Menschen überzeugt; denn der Yoga nach Feuerabendt ist eine Philosophie des EINEN.

Akuyoga aktiviert die Lebensenergie

Das Weltgeheimnis der Gesundheit ist das Gleichgewicht der magnetischen Kräfte im Körper. Alles, was lebt, braucht Energie. Das ganze Leben ist ein Energieprozess. Diese Energie ist polar in zwei Kraftbereiche aufgeteilt: in einen elektrischen (Yang) und einen magnetischen (Yin). Die Körperenergie entspringt undifferenziert unterhalb des Nabels, im Hara, im Konzeptionsmeridian (siehe Seite 177), dem »Meer der Energie«. Sie steigt von da aus in den Lungenmeridian (IX) empor. Dort verzweigt sie sich in zwölf Meridiane, nach den Grundsätzen von Yin und Yang. Damit die Schöpfung energetisch werden und sich verwirklichen konnte, musste sich das UR-EINE in zwei Pole spalten. Diese sind uns als Yin (negativ, weiblich, aufnehmend) und Yang (positiv, männlich, leitend) oder als Ging und Gang bekannt. Für Feuerabendt als Energie-Forscher ist Krankheit eine Störung im informatorischen Energiehaushalt, die in einer unterschiedlichen quantitativ-qualitativen Energieladung der Meridiane zum Ausdruck kommt. Es ist aufschlussreich, dass sich dieser Energiefluss am Körper in Form von Energiekanälen, den so genannten Meridianen, heute elektrisch nachweisen lässt. Der Mensch ist aus sichtbarer Materie, ursächlich, gebaut (Anatomie). Aber es geschieht etwas mit ihm und mit diesem Körper, etwas Gestalthaft-Informatorisches (Physiologie). Auf dem Rücken mechanischer, grobstofflicher und chemischer Kräfte besorgen elektrische, molekulare, ionische und nadische (feinstoffliche) Energien den Haushalt. Die feinstofflichen Energien sind anatomisch nicht sichtbar. Sie enden mit dem Tod. Erst unser naturwissenschaftlich erweitertes Denken der letzten Jahre verschaffte uns hier Einblicke. Die Energie-Kanäle der Akutherapie, Meridiane genannt, sind beidseitig (bilateral) im Körper angelegt. Sie leiten Ionen-Energie, bestehend aus elektrischen, positiv und negativ geladenen Elementarteilchen, in ganz bestimmte Bahnen. Ihre Energieflussrichtung ist festgelegt. Die einzelnen Meridiane sind dazu besonderen Organen des Körpers zugeordnet und tragen deren Namen. Es gibt zwölf solcher Meridiane, sechs davon sind yin- und sechs sind yang-geladen.

Die zwölf Meridiane

	Yin-Meridiane		Yang-Meridiane
In der Tiefe	Vollorgane Speicher – Energieaufnahme Gold = tonisierend aufladend, anregend pressen, aktivieren		Hohlorgane Werkstatt – Energieherstellung Silber = sedierend abgebend, beruhigend dehnen, entspannen
I	Herz (H)	II	Dünndarm (Dü)
IV	Niere (N)	III	Blase (B)
V	Kreislauf/Sexus (KS)	VI	Drei-Erwärmer (DE)
VIII	Leber (L)	VII	Gallenblase (G)
IX	Lunge (Lu)	X	Dickdarm (Di)
XII	Milz/Pankreas (MP)	XI	Magen (M)

Dazu gibt es noch zwei weitere Meridiane, die keinem Organ zugeordnet sind und nicht bilateral verlaufen:

Konzeptions-Meridian (KG)   Gouverneuer-Meridian (GG)
yin-geladen aufnehmend   yang-geladen lenkend

ENTDECKUNGEN

Für die Yogatherapie von Interesse sind die besonderen Beeinflussungspunkte auf den einzelnen Meridianen. In der herkömmlichen Praxis versuchte man, mit Nadeln (Gold = yin-ladend oder tonisierend, Silber = yang-ladend oder sedierend) das Energiegeschehen zu beeinflussen. Die Kunst der Akupunktur ist es, diese Punkte und ihre Kombinationswirkungen zu kennen und sie dementsprechend durch Nadelstiche zu beeinflussen. So will der Heiler erreichen, dass der Energiekreislauf in den Meridianen mobilisiert wird.

Die Akutherapie in der Praxis als Akuyoga

Die Therapie des Akuyoga soll gestaute Energie in Fluss bringen, leere Energiekanäle wieder anfüllen, schwache Energie steigern, fehlgeleitete Energie meridiangemäß umleiten und ein Zuviel an Energie ableiten. Was haben wir nun im Hatha-Yoga mit den Asana für die Anwendung dieses akutherapeutischen Vorgehens zu bieten? Wir haben keine Nadeln. Für die Therapie brauchen wir das, was dem Stechen oder der Pressur ähnelt. Dies sind die Dehnung, das Pressen und – unter besonderer Berücksichtigung – die Verdrehung, nämlich wenn man sie je nach Haltung als Pressung oder Dehnung verwendet. Das Dehnen verteilt die Energie, gibt sie an den ganzen Körper entspannt weiter, verteilt alle Kräfte organgerecht und polarisiert sie. Das Pressen hingegen schafft Energie am gepressten Ort, wo sie dann aufgenommen wird.

So wird Akuyoga angewendet
An der Akutherapie als praktizierte Yogatherapie ist ein allgemeines Verhalten des Übenden interessant. Es besteht in einer Mehrbeachtung des Dehnens und Pressens. Legen wir also beim Üben unser Augenmerk weniger auf Einzelheiten der akutherapeutischen Topographie, sondern mehr auf unser generelles Verhalten, auf das der rechten tierischen Dehnung und Pressung unseres Körpers ohne dabei zu übertreiben. Das ist dann die Anwendung akuyogischen Wissens für unsere Heilung. Im Selbstaktiven Training (S.A.T.) wird dieses Dehnen gründlich beschrieben.

Dass die Akutherapie heilsam wirkt, muss natürlich auch einer klinischen Erprobung und Bewährung unterzogen werden. Das ist geschehen. Prof. Dr. Otto Creutzfeldt vom Max-Planck-Institut bemerkte: »Wissenschaftlich besteht kein Zweifel an der Möglichkeit einer Akupunkturanalgesie (ausgeschaltetes Schmerzempfinden) ...«. Dies jedenfalls kann uns beruhigen – zumindest was die Wissenschaftlichkeit der Akupunktur selber betrifft. Wie aber wird sie im Yoga wirksam?

Die Akutherapie ist zwar eine autogene Methode, sie arbeitet ohne Fremdhilfe (Pharmazie) durch Selbstanregung, aber sie ist nicht wie der Hatha Yoga aktivtherapeutisch, sondern passivtherapeutisch. Die Meridianbeeinflussung kommt einer Art Hebelwirkung gleich, die zwar den tieferen Organmechanismus beeinflusst, aber nicht erklärt.

Empfehlenswert: Yoga in der Gruppe

In der Praxis muss Yoga zuerst in der Gruppe geübt werden. Es treten das Urphänomen Mensch, das Urphänomen Gestalt und Wahrheit in den Vordergrund. Eine Gruppe ist ein Mikrokosmos des Umfeldes oder der ganzen Welt. Sie weckt in uns in verstärktem Maß die Dynamiken der Seele und des Geistes. Sie fordert die Wahrhaftigkeit und lässt Leib, Seele und Geist eine schöpferische Synthese finden. Das Ziel des therapeutischen Yoga ist die »Große Gesundheit« als Ausdruck der Dreieinheit. Die Psychoanalyse verleugnet den Leib in seiner Gestalt-Wahrheit zugunsten einer Teilperspektive: dem Sexus. Sie geht den gewohnten Weg von der Diagnose zur Therapie. Diese besteht für sie in der Bewusstmachung und damit Auflösung von Komplexen und Konflikten. Der Yogatherapie hingegen geht es weniger um die Diagnose als vielmehr um die Therapie, eine allgemeine, umfassend wirkende Therapie in Form einer Steigerung der doppelwertigen Energie. Das ist der ganz wesentliche Unterschied zwischen Yogatherapie und allen anderen Heilweisen. Sie bejaht den Leib in seiner Totalität durch das An-sich der Nacktheit.

Es gibt ein heilsames mitmenschliches Urverlangen, andere Menschen um sich haben zu wollen, auch wenn nichts geschieht. Das bildet die Grundlage der Gruppentherapie.

Warum ist die Gruppe so wichtig?

Warum empfehle ich Yoga-Gruppentherapie? Beobachten wir Tiere, z.B. die Rinder auf der Weide: Sie stehen beieinander, handlungsfrei, ein Tier das andere bloß in dessen Gegenwart empfindend. Ist solch ein Beieinanderstehen schon eine Gruppe? Für die Tiere können wir das bejahen, für den Menschen mag es erst einmal ein grundlegender Anfang sein. Aus dem Grundverhalten der Menschen nach gesellschaftlichen Rangordnungen, das in einer therapeutischen Gruppe nicht zum Ausdruck kommen kann, entsteht eine enorme Steigerung an seelischer Energie. Der erfahrene Gruppenleiter macht sich dieses Überangebot an verhinderter Energie für die Sensibilisierung der einzelnen Gruppenmitglieder zunutze.

ENTDECKUNGEN

Erfassen wir den Sinn einer Gruppe richtig: Sie ist nicht der Inhalt einer Lehre. Die Gruppe verschafft lediglich die Möglichkeit der Anwendung der Lehre für die Therapie und die Einflussnahme auf Menschen. Sie regt den mächtigen Trieb der Nachahmung an. Die Gruppe ist eine Verdichtung der Umfeld-Einflüsse. Der Übende in einer Gruppe bemerkt zuerst das Verhalten der anderen Mitglieder. Das hilft ihm, sein eigenes Verhalten zu erkennen, um es dann noch klarer zu sehen. Dadurch wird das Urphänomen Wahrheit angesprochen. Es regt die Steuerung unseres Verhaltens durch die Nachahmung (Urphänomen Rhythmus) an. Alle vom Urphänomen Rhythmus transzendierenden Ichphänomene erhalten biopositive Impulse.

Die Nachahmung findet ihren tiefenseelischen Grund in der frühkindlich-rhythmischen Prägung des Menschen. Die erzieherischen Effekte einer Gruppe sprechen solche Bereiche ohne Umschweife an. So ist eine Gruppe nicht nur dem Tun des Einzelnen überlegen, sondern sie zeigt dazu noch emotionale Vergrößerungstendenzen. Sie gewährt psychomultiple Impulse. Der Mensch ist ein »zoon politikon*«, sagt Aristoteles. Diese Tatsache macht sich der Urtherapeut zunutze. Der Mensch braucht den Mitmenschen. Das Tun des Nächsten steckt an, es wird unbewusst nachgeahmt. Darüber hinaus ist der Mitmensch, der Nächste, das Gegenüber, für uns eine Objektivierung unseres Selbst. Schon aus diesem Grund übt es sich leichter in der Gruppe. Die Belange des Individuums treten zurück und selbst das schwierigste Soll erwächst hier mit Leichtigkeit zum Selbstverständnis.

Ein Gleichnis über die Gruppe
Es besagt: Sie ist nichts anderes als die Gussform einer Glocke. Ist die Gussmasse erkaltet, zerschlägt man die Form. Sie ist unbrauchbar geworden, sogar hinderlich. Mehr ist auch eine Gruppe nicht. Das halte man den Gruppendogmatikern entgegen.

Ein Mangel an Anpassung ist ein Mangel an Wahrheit, also mangelnder Wirklichkeitsbezug. Dieser ist stets ein Kriterium für das Bestehen einer Neurose oder von Konflikten. Eine Gruppe kann als therapeutische Hilfe wiederholt und in Abständen aufgesucht werden. Sie dient der weiteren Persönlichkeitsentwicklung in Bereiche, die dem Übenden sonst niemals zugänglich werden würden.

* Ein »zoon politikon« nach Aristoteles meint den Menschen als soziales Wesen, das sich durch sein Handeln in der Gemeinschaft entfaltet.

Empfehlenswert: Yoga in der Gruppe

Der Therapeut trägt eine große Verantwortung

Nachahmung, Objektivierung und psychomultiple Impulse auf der formalen Seite einerseits und die didaktischen Inhalte andererseits sind die Elemente der Gruppentherapie. Sie bestimmen den Weg einer Gruppe als Heilmittel. Hier liegt auch die schwere Verantwortung für den Therapeuten begründet. Denn neben diesen Elementen finden wir noch das Direktivum, das wissenschaftliche Konzept für die Psychoanalyse, die Verhaltenstherapie oder die Urlehre. Erst aus dem Direktivum ergibt sich logischerweise das Entscheidendste: Welche Nachahmung, welche Objektivierungen, welche psychomultiplen Impulse bedürfen der Verstärkung und welche werden zurückgenommen? Die Gruppendynamik ist nach der Urlehre ein Gestaltphänomen; über die Nacktheit erhält sie urphänomenale Impulse.

Durch das Verstärkungsphänomen entstehen sensible Phasen. Diese sind für die Aufnahme und Einpflanzung neuer Verhaltensweisen aufgrund der Erkenntnis neuer Zusammenhänge von großer Bedeutung. Solche sensiblen Phasen sind im natürlichen Bereich nur auf bestimmten Reifestufen der frühkindlichen Entwicklung, der Pubertät und eventuell bei Schockerlebnissen gegeben. Die in der Gruppe bewirkten sensiblen Phasen besitzen Initialcharakter. Der Gruppenleiter muss störende, unproduktive Suchende rechtzeitig erkennen und gegebenenfalls ausscheiden, wenn die Gruppe leistungsfähig bleiben soll. Die Gruppe ist bloßes Instrument. Sie besitzt Schlüsselfunktion. Ihre Aufgabe besteht im Widerflottmachen sowie in der Orientierungshilfe. Maßt sie sich mehr an, führt sie zu erneuter Abhängigkeit oder zur Sucht ihrer Mitglieder, wie es eine Sekte praktiziert. Ziel für den Einzelnen ist die Selbstbefreiung durch die Gruppe.

Dem erfolgreich Übenden bieten die sensiblen Phasen die einmalige Gelegenheit, seine eingefahrenen, gelebten Prägungen zu löschen, um neue therapeutische Prägungen vorzunehmen. Der Patient fängt an, die Sprache seines Leibes wieder zu verstehen. Er versöhnt sich mit seiner Körperlichkeit und kommt dadurch seinem eigenen Ausdruck als mitmenschlichem Code näher.

Ein Übungsfeld für den Ausdruck von Emotionen

Auch das ist wichtig: Durch den Nachahmungsdruck besitzt jede Gruppe die einmalige Eigenschaft, Affekte, Emotionen, Triebe und Ängste nicht nur zu übertragen, sondern sie auch noch zu üben. So können und müssen sogar Lachen und Weinen geübt werden, um den Spielraum der Emotionen zu steigern und zusätzlich in den Griff zu bekommen.

ENTDECKUNGEN

Optimal sind Gruppen mit 20 Personen

In das Grundschema der Gruppentherapie müssen die yogatherapeutischen Praktiken wie die Asana, die Partner-Asana, das Pranayama, der meditative Tanz und anderes eingebaut werden. Sie erfahren dann durch das Gruppenklima ihre weitere Vertiefung. Der »blinde« Fleck im Bewusstsein der Persönlichkeit kann sich auflösen. Dies funktioniert über die Affekt-Trainingsmethode: Es werden Lachen, Weinen, Schreien als Mittel des Verhaltens geübt, mit dem man sich nicht identifiziert. Die durch die Gruppenanalyse eintretende Identitätskrise ist in Großgruppen oft chaotisch. Es gelingt dann nicht, in die Restrukturierungsphase überzuwechseln. Hier liegt der Vorteil von Klein- und Mittelgruppen, wo dies möglich ist.

Wenn ich meine Erfahrungen mit Gruppen von maximal 20 Personen abschätze, dann bieten diese ein reicheres Beziehungsfeld und Gefühlsspektrum als es der beste Psychotherapeut allein mit seinem Patienten oder mit einer Kleingruppe von rund fünf Personen je erreichen könnte. Wollen wir die Ziele der ganzheitlich geführten Gruppe erreichen, müssen wir ihre Mitgliederzahl auf 20 beschränken. Es kann auch so weit gehen, dass ich gewisse Wegstrecken gleichgeschlechtliche Gruppen therapiere, um dadurch die Spannungsfelder und Intentionen der Geschlechter zu intensivieren.

Eine Gruppe ist so stark wie ihr schwächstes Mitglied. Das gilt es zu erkennen.

Das Wort – ein wichtiger Baustein in der Yogatherapie

Was dem einsam in seiner Kammer Übenden fehlt, ist das Erlebnis bestimmter Urwerte, die sich im Hören des Wortes offenbaren. Der Sinn des Wortes ist es, gehört zu werden. Die Bemühungen des Autogenen Trainings, sich rein gedanklich Formeln selbst vorzusagen, ziehen erfahrungsgemäß immer wieder Enttäuschungen nach sich. Das fremde Wort dagegen, aus dem Mund eines anderen, dazu in der Gruppe, prägt und objektiviert. Es fordert heraus bei Widerspruch, aber es wirkt.

Alles ist geworden aus dem Wort. Diese uralte Weisheit erfährt besonders in der Gruppe eine schöpferische Auferstehung. Machen wir davon Gebrauch! Auf der Macht des Wortes gründen auch die Mantren im Yoga (siehe Seite 127). Man war in alten Zeiten seherisch genug, um zu erkennen, dass dem Wort an sich und seiner zwischenmenschlichen Aufgabe auch eine Ton-Wirkung innewohnt. Jede Sprache hat einen mantralen Charakter. Deutsch beispielsweise gilt als die Sprache der Gebildeten, der Wissenschaft und der Kunst. Was hat das mit Gruppentherapie zu tun? Ganz einfach: Die Sprache ist ein Element der Gruppe und birgt therapeutische Schätze.

Der Einfluss von Yoga auf das Nervensystem

Als Gruppenleiter bemühe ich mich, eine lebendige, anschauliche Sprache zu sprechen, eine überzeugende, aber nicht überreden-wollende. Ich lege mein Augenmerk auf die Schönheit der Sprache, was wiederum aufmerksam macht auf alles Gestaltende. In meinen Gruppen spricht am Anfang jeder wie ihm der Schnabel gewachsen ist. Mit der Zeit aber richten die Teilnehmer ihre Sprache aus. Sie greifen in die Tiefe, lassen größere Gedanken erklingen, beleben uralte Redewendungen mit junger Seele und befleißigen sich einer klaren Form des sprachlichen Ausdrucks, vollkommener als sie es bisher praktizierten.

Der Einfluss von Yoga auf das Nervensystem

Der Idealbegriff von Gesundheit besteht darin, dass alle Teile des Körpers wohlgebildet sind und in harmonischer Vollkommenheit (Leib-Seele-Geist = Ichfeld) untereinander und in Beziehung zur Umwelt arbeiten. So soll die Erhaltung des Ichfeldes und des Umfeldes gesichert sein. Krankheit beinhaltet Unterbrechung dieses geordneten Ablaufs der Lebensvorgänge bei Herabsetzung der Gesamtleistung des Menschen wie der Menschheit. Die Yogatherapie mit ihrem Polaritätsprinzip ist in der Lage, vor allem Funktionskreise unseres Nervensystems zu stimulieren (anzuregen) oder zu dämpfen (zu sedieren) und somit das nervliche Gleichgewicht im Sinne einer Homöostase (Konstanz des inneren Milieus) einzuleiten und aufrecht zu erhalten.

Das autonome Nervensystem

Die zwei Säulen des sympathischen und parasympathischen Nervensystems stehen in einem bestimmten Gleichgewicht. Mal überwiegt der eine, mal der andere Teil.

	Sympathicus	Parasympathicus
Blutdruck	Steigerung	Senkung
Herztätigkeit	Beschleunigung	Verlangsamung
Gefäße	Verengung	Erweiterung
Lungenfunktion	Anregung	Dämpfung
Gesamtstoffwechsel	Beschleunigung	Verlangsamung
Blutdepots	Entspeicherung	Speicherung
Leistung	Aktivierung	Ökonomisierung

ENTDECKUNGEN

Die Kundalini-Spirale, neurophysiologisch interpretiert

Die Kundalini-Kraft wird in bestimmten Asana, Mudras und im Pranayama im Hatha- und Tantra-Yoga belebt (siehe Seite 19). Dabei werden die Cakren durchdrungen.

	Cakra	Sitz	Plexus	Biologische Funktion
Tausendblättriger Lotus	sahasrara	außerhalb des Körpers		Bewusstsein
Stirnlotus	ajna	Hypothalamus	Plexus cavernosus	Psyche
Sprachlotus	vishuddha	Spiralachse Kehlkopf	Kehlkopf-Plexus	Sprache
Herzlotus	anahata	Spiralachse Herzhöhe	Herz-Plexus	Injektionsform der Lebenskraft
Nabellotus	manipura	Spiralachse Nabelhöhe	Sonnengeflecht	Assimilationsform der Lebenskraft
Keimlotus	svadhisthana	Basis der Genitalien	Sakral-Plexus	Ejektionsform der Lebenskraft
Wurzellotus	muladhara	Basis der Wirbelsäule	Plexus sacro-coccygeus	Verteilung der Lebenskraft

Bewusste Steuerung durch Bio-Feedback

Bewusstsein, das »Zeugenbewusstsein« der Upanishaden, ist bewusste Selbst- und Umweltwahrnehmung. Es lässt sich durch die Gehirnfunktionen nicht beschreiben. Jede Gehirnhälfte hat eine Oberfläche von 1200 cm^2 und 10 Milliarden Neuronen sowie den Neuronenfilz. An der Oberfläche der Neuronen sitzen 100 bis 1000 Synapsen (Kontaktstellen). Bis zu 10.000 Neuronen sind zu einem Funktions- und Schaltkreis zusammengeschlossen. Aus medizinischer Sicht sind Bewusstsein und Psyche gehirngebunden und gehirnmäßig lokalisiert. Ein Hinlenken des Bewusstseinsstroms in bestimmte Zentren des Gehirns ist möglich und wirksam. Anatomisch ist unser Bewusstsein in seinen einzelnen Fähigkeiten in Rindenfeldern der Großhirnrinde mit rund 10 Milliarden Nervenzellen lokalisiert,

Der Einfluss von Yoga auf das Nervensystem

wobei jedes Neuron etwa 10.000 Kontakte mit anderen Zellen knüpfen kann. Meditation, neurophysiologisch betrachtet, ist ein Lauschen auf die Selbstregulierung des Organismus in Stille. Die Yogatherapie sowie das S.A.T. erregen Rückkopplungsphänomene ohne Instrumente. Bio-Feedback ist ein Verfahren, mit dessen Hilfe bisher unkontrollierbare Körperfunktionen bewusst gesteuert werden können. Jedes Asana und jedes Pranayama erregen Organ-Antworten. Wichtig für den Yogatherapeuten ist es, zu erkennen, dass das Gehirn als oberste Essenz und Zentrale des Leibes gilt. Dies bringt ihn zum Verständnis der ganzheitlichen Wirkung der Yogatherapie.

Wichtige Zentren des Gehirns und ihre Funktionen

I. Hirnrinde:
motorische Muskelfunktion
motorisches Sprachzentrum (Broca)
Körperfühlsphäre (bewusste Sensibilität)
bewusstes Sehen
optische Erinnerung
akustisches Sprachzentrum
Lesezentrum
Hemmung und Antrieb

II. Kleinhirn:
Koordination der Bewegungen
Tastsinn, Tiefensensibilität
Kontrollstation Muskeltonus (y-Nerven)
Muskelkraft

III. Mittelhirn:
Regulierung der Bewegungen
Reflexdämpfung

IV. Hirnstamm
Großhirn ohne Hirnmantel
Linsen- und Schweifkern
Sehhügelregion
Hirnschenkel
Brücke
verlängertes Mark (Medulla oblongata)

V. Zwischenhirn:
allgemeine Sensibilität (Temporärer Schmerz)
Sexualverhalten
Appetit-Zentrum, Wasserhaushalt
Kreislauf, Wach- und Schlafzentrum
Thalamus (Sehhügel)
Hypothalamus (Unter-Sehhügelregion)
Hypophysenhinterlappen
Hypophyse (Hirnanhangdrüse)
Epiphyse (Zirbeldrüse)
Zwischenhirn-Hypophysensystem
neurohumorales System (Nerven-Blut-System)

VI. Limbisches System:
(Funktionskreis zwischen Hirnstamm und Großhirn):
Affekte und Emotionen, Angst, Aggressionen (vegetativ-affektive Trieb-Verhalten)
Hypothalamus
Hippokampus (Ammonshorn)
(Informationsspeicherung)
Mandelkerngebiet
(neurophysiologischer Funktionskreis)

ENTDECKUNGEN

Ausblick: Ein Tag mit dem Yogameister

Der Morgen:
Heute ist ein Tag wie jeder andere. Ich bin heiter und zum Schaffen aufgelegt. Es ist früh am Morgen; die meisten Menschen schlafen noch. Da bin ich wach und stehe auf, auch wenn ich ausnahmsweise einmal spät zu Bett ging. Ich halte mich hier an den alten Griechen Sokrates, der selbst nach einer durchzechten Nacht in die Arena ging, Sport trieb und sich nicht mehr schlafen legte. Der Leib braucht die tägliche Härte am Morgen, um jugendlich, leistungsfähig und gesund zu bleiben. Allzu viel Schlaf erweist sich am Ende krank machender als zu wenig.

Ehe ich allerdings mein Bett verlasse, dehne ich mich durch-hindurch und halte die Arme wie einen Rahmen über meinen Kopf; das wirkt auf Herz und Kreislauf heilsam ein.

»Die Anwendbarkeit einer Kunst mit einfachsten Mitteln beweist erst deren Richtigkeit.«

Meine Gedanken sind noch ganz ruhig, mein Bewusstsein ist vom unendlichen Geist erfüllt. Ich empfinde Freude auf den Tag.
Ich kreise die Augen. Dann dehne ich mich wie meine Katze (Yastikasana) nach allen Seiten, durch-hindurch. Dieses Dehnen senkt den hohen Blutdruck und erhöht den niedrigen. Ich lasse dabei nichts aus, gähne und stöhne. All das sind Geschenke des Himmels, eine Art Uryoga, eigentlich das ursprünglichste Heilmittel der Welt. Frohgemut erhebe ich mich und mache jetzt ein paar den Herzmuskel anstrengende Bewegungen, z.B. Kniebeugen, das Sonnengebet oder den Feuerabendt'schen Treppenlauf oder ich hüpfe fünf Minuten lang durch den Garten. Dann übergieße ich mich draußen, heiter lachend, manchmal auch laut mantral schreiend, von Kopf bis Fuß mit kaltem Wasser aus dem Gartenschlauch – nach den weisen Vorschriften unseres Sebastian Kneipp.

Ein paar Schritte unabgetrocknet gehe ich nun – auch im Winter und bei jedem Wetter – hin und her, trockne mich dann erst ab, nehme eine Runengebärde (Runenasana) ein und intoniere so kräftig wie möglich das dazugehörige Runen-Mantram. Bevor ich mit dem Asana- und Pranaya-Üben beginne, bürste ich meinen Körper noch kräftig. Ich übe dann unbekleidet. Eine halbe Stunde später begebe ich mich zum Frühstück.

Der Tag:
Ich baue einzelne Übungen in das Tagesgeschehen ein, ganz der Situation angepasst, rein zufällig. Ich nenne solches Tun »Faulenzerüben«, weil es zwischendurch und überall, beim Rasieren, beim Haarekämmen, im Büro sowie auf der Straße, unauffällig und ohne

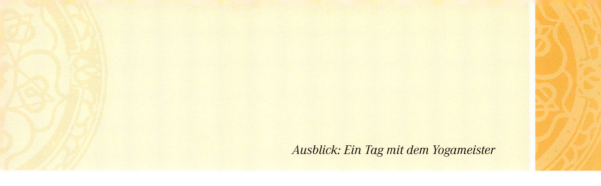

Ausblick: Ein Tag mit dem Yogameister

Aufsehen zu erregen, durchgeführt werden kann. Auch lasse ich keine Möglichkeit aus, mich sportlich anzustrengen. Beispielsweise bewältige ich acht Etagen nicht mit dem Fahrstuhl, sondern zu Fuß; unnötige Verspannungen hingegen vermeide ich. Deshalb kontrolliere ich meinen Muskelspannungszustand immer wieder.

»Die schwerste aller Übungen ist die Ausdauer.«

Wichtig während des ganzen Tages ist mein lebensbejahendes Denken, Fühlen und Empfinden. Ich bin gelöst und wach. Ich pflege wohlwollende Gedanken, schätze die Arbeit anderer und lasse meine Freude andere fühlen. Ich weiß, mein Denken überträgt sich auf andere; und so ist die Heiterkeit bei mir König. Ich handle entsprechend dem Grundsatz: Tun ist Yoga. In der Chandogya Upanisad heißt es: »Der Entschluss ist größer als das Denken«.

Was meinen täglichen Speiseplan betrifft, so erhält mein Körper gute Vollwertkost, ausgewählt und bemessen. Die Polarität von Yin und Yang wird dabei stets berücksichtigt. Ich vergesse das Trinken nicht, für 30 Kilogramm Körpergewicht etwa einen Liter Wasser am Tag. Das Viele-Male-Kauen ist so viel wert wie die beste Diät. Und überall wird Heiterkeit mit aufs Brot gestrichen; denn besser einen Fehler mit Heiterkeit geschluckt als die Wahrheit mit griesgrämiger Miene.

Der Abend:
Der Tag vergeht. Der Abend gehört mehr der Innerlichkeit: Meditation, Entspannung, Lesen, das Hören von symphonischer Metaphysik. Auch die Bandha übe ich jetzt. Jeder Tag wird wie bei einer ordentlichen Buchhaltung abgeschlossen. »Störkonten« werden storniert, »Überträge« sind auf Ausgleich angelegt. Ich schlafe gut. Mein Bett steht richtig. Es ist ohne Metall gebaut. Keine schädlichen Erdstrahlen stören mich. Kein übler Gedanke hat Zutritt. Erwache ich am Morgen, dann werden die letzten Tagesschwingungen zuerst lebendig. So schlafe ich froh ein. Ich liege richtig und schlafe entspannt; deshalb bin ich morgens genauso locker wie am Abend.

Ich schaffe am Tag wie an einem Kunstwerk, an dem jeder Tag Gnade ist; und so sollte es auch sein.

Sigmund Feuerabendt

ENTDECKUNGEN

Autor und Yogameister Sigmund Feuerabendt

Über den Autor

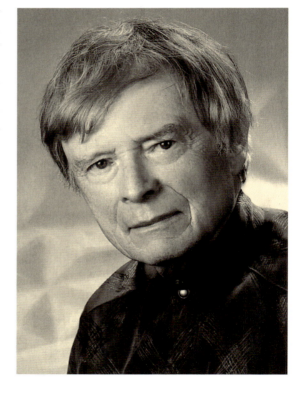

Sigmund Feuerabendt ist Verfasser zahlreicher Bücher über Yoga und gilt als Deutschlands Yogalehrer Nummer eins. Er wurde 1928 in Bayreuth geboren und befasst sich seit 1942 mit Yoga. Das dürfte die längste persönliche Erfahrung mit Yoga in Europa sein. Feuerabendt war Schüler von Boris Sacharow, dem Begründer des abendländischen Hatha-Yoga und der Ersten Deutschen Yogaschule (E.D.Y.) in Berlin (1921). Sie ist die älteste Yogaschule Europas. Feuerabendt ist ein Enkelschüler von Swami Sivananda Saraswati. 1959 übernahm er nach dem tragischen Unfalltod Sacharows dessen Nachfolge mit der Leitung der Ersten Deutschen Yogaschule.

Feuerabendt studierte in Erlangen und Würzburg Psychologie und Philosophie und erhielt das erste Yoga-Diplom Europas, verbunden mit dem Titel »*Yogiraj*«. Von der Deutsch-indischen Gesellschaft wurden ihm die Titel »*Mahatma Yogin*« und »*Freund der Menschheit*« verliehen. Feuerabendt lebte sieben Monate als Wanderyogi in Indien und errang auf einem internationalen Hatha-Yogins-Treffen in den USA den zehnten Platz der Weltrangliste.

Feuerabendt ist Bundesvorsitzender der Deutschen Yogagesellschaft e.V., deren Geschäftsstelle gegenwärtig in Ingolstadt ist, wo er die Erste Deutsche Yogaschule leitet. Sein Yoga-Seminarhaus und Ashram »WALDTRIBSCHEN« in Oberfranken, unweit von Bayreuth, ist eines der schönsten in Europa. Das Haus liegt in Alleinlage in herrlichster

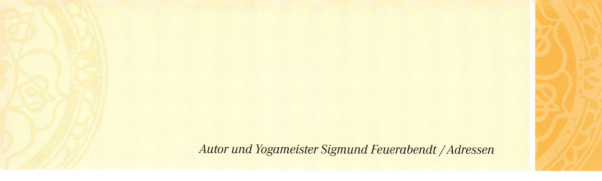

Autor und Yogameister Sigmund Feuerabendt / Adressen

Umgebung und gilt als ein Paradies. Dort bildet Feuerabendt zum/r Yogalehrer/in RDY/EYA und zum/r Yogatherapeuten/in RYT/EYA aus. Er bezeichnet sein Ashram als das geistige Zentrum des Uryoga in Deutschland.

Feuerabendt hat über 1000 Seminare im In- und Ausland geleitet und organisierte und leitete 19 internationale Deutsche Yoga-Kongresse, womit er an der Spitze aller Yogaverbände in der BRD steht. Als Sankritist und Ursprachen-Forscher übersetzte er das Yoga-Sutra des Patanjali und kommentierte es mit 48 Randbemerkungen. Mit dieser ursprachlichen Übersetzung begann 1989 die Neuzeit des Yoga. Dieser Yoga ist sowohl diesseitig als auch jenseitig ausgerichtet; er erklärt das Leid nicht buddhistisch zum Inhalt des Lebens, sondern zur notwendigen Anregung des Glücks.

Feuerabendt ist der Schöpfer des »Urphänomenalen Yoga«, den er als eine der Anwendungsmöglichkeiten der von ihm geschaffenen »Urlehre« versteht. Des Weiteren ist er der Schöpfer des »Selbstaktiven Trainings« (S.A.T.), wie er der Entdecker der »Wirkungsebenen« und der »Heilebenen« samt der »folgerechten Asana-Reihen« ist. Er ist auch gleichzeitig der Initiator und Nestor der *Lachtherapie* in Deutschland. Er verfasste das revolutionärste Erziehbuch der Welt, die »*Natürliche Erziehung*«, und hat die Yogatherapie zu einer für jedermann leicht anwendbaren Therapie gestaltet.

Adressen

Erste Deutsche Yogaschule (E.D.Y.)
Geschäftsstelle
Sauerstraße 2
85049 Ingolstadt
Geschäftszeiten: Mo. bis Do. 8–21 Uhr
Tel. 0841-35524
Fax 0841-3708403
Mobil 0173-3759506
E-Mail:
Deutsche.Yogagesellschaft@t-online.de
Internet: www.feuerabendt.de

Yoga-Seminarhaus WALDTRIBSCHEN
95469 Forsthaus/Speichersdorf
Tel. 09275-1327

ENTDECKUNGEN

Neue Lebenskraft dank Yoga

Elfriede R., 63, Hausfrau

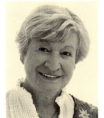

»Ich war gesundheitlich völlig angeschlagen, aber inzwischen geht es mir wieder so richtig gut – dank Yoga.«

Die Hausfrau und Mutter zweier erwachsener Söhne war körperlich und seelisch sehr krank, als sie 1982 auf Anraten ihres Mannes mit dem Üben von Yoga begann. »Mich plagte ein ständiger Kopfschmerz, mein Schlaf war miserabel, meine Verdauung ebenso schlecht. Der Stuhlgang war nur noch mit Hilfe von Medikamenten in Schwung zu bringen. Meine Konzentrationskraft lag vollkommen darnieder. Im Grunde hatte ich schon als 41-Jährige mit dem Leben abgeschlossen.« Beim Treppensteigen geriet Elfriede R. außerdem in große Atemnot, ihre Lendenwirbelsäule schmerzte ununterbrochen, sie konnte sich nur noch mühsam bewegen. Schon bei der geringsten Arbeit taten ihr die Hände weh.

»Ich hatte keinen Lebensmut mehr als ich, fast ungläubig, vor 22 Jahren zum ersten Mal eine Yoga-Übungsstunde in der Ersten Deutschen Yogaschule (E.D.Y.) unter der Leitung von Sigmund Feuerabendt mitmachte. Ich erinnere mich noch gut daran: Ich spürte sofort, dass es jetzt mit meinem Leben wieder bergauf gehen würde.« Von diesem Tag an übte Elfriede R. regelmäßig Yoga. Sie besucht bis heute immer wieder den Yoga-Gruppenunterricht und will auf Seminare nicht verzichten.

Inzwischen sind alle ihre Leiden längst verschwunden und sie erzählt überglücklich: »Ich fühle mich kerngesund und wie neu geboren. Ich kann wieder lachen und habe einen neuen Lebenssinn gefunden. Dies haben vor allem die Forsthaller Seminare bewirkt, die Sigmund Feuerabendt leitet. Ich danke hiermit meinem Meister von ganzem Herzen.«

Register

Advasana 35
Akuyoga 176
Asana 48ff.
– für Schwangere 137ff.
– Heilwerte 44f.
– Prinzipien 40
– Reihen 42
– Übungszeiten 37
– Wirkungen 36, 46, 49ff.
– Wirkungsebenen 164ff.
– Wirkungsprinzipien 153
Asana-Gruppen 23, 42
Atem 115
Atemweisen, pranische 118
Atmen 17ff.

Bio-Feedback 184
Blockaden lösen 18
Blutdruck 148
Bronchitische Symptome 154

Cakren 111ff.

Ernährung 13ff.

Fasten 133

Gedanken, fördernde 16
Gesundheitspflege 39

Haltungen 24ff.
– Dauer 28ff.
Heilebenen 16
Heilung, Wege der 108ff.
Herzerkrankungen 150

Imaginationen, heilsame 123

Krampfadern 158
Krankheiten lindern 146ff.

Kräuter, heilige 14ff.
Kundalini 19

Mantra-Yoga 127
Meditation 21, 174
Meridiane 177

Nervensystem 183

Organuhr, chinesische 109

Prana 116
Pranayama 119, 120
– Technik 124
– Wirkungsprinzipien 153

Reinigung
– der Sinnesorgane 132
– des Geistes 130
– des Körpers 129
Rücken 156

Sauerstoff 133
Savasana 35
Schwangerschaft 134ff.
– praktische Ratschläge 137
Selbstaktives Training 12, 13
Sonnengebet 105ff.
Syndrom, psychovegetatives 159

Üben, praktische Hinweise 35ff.

Verschlusskrankheit, arterielle 151

Wirbelsäule 155
Wirbelsegmente 27

Yoga in der Gruppe 179ff.
Yoga-Praxis 22ff.
Yoga-Technik 38
Yogatherapie 8ff.

IMPRESSUM

Wichtiger Hinweis
Die im Buch veröffentlichten Ratschläge wurden mit größter Sorgfalt von Verfasser und Verlag erarbeitet und geprüft. Eine Garantie kann jedoch nicht übernommen werden. Ebenso ist eine Haftung des Verfassers bzw. des Verlages und seiner Beauftragten für Personen-, Sach- oder Vermögensschäden ausgeschlossen.

Bildnachweis
Umschlagfotos: Silvia Lammertz, München/FinePic, Jump/Annette Falck, Zefa/masterfile/Brad Wrobleski
Fotos: Silvia Lammertz, München
Grafiken: Klaus Dursch, Fürth

Bibliografische Information Der Deutschen Bibliothek
Die Deutsche Bibliothek verzeichnet diese Publikation in der Deutschen Nationalbibliografie; detaillierte bibliografische Daten sind im Internet über http://dnb.ddb.de abrufbar.

Impressum

© Knaur Ratgeber Verlage 2005
Ein Unternehmen der Droemerschen Verlagsanstalt Th. Knaur Nachf. GmbH & Co. KG, München
Alle Rechte vorbehalten

Das Werk einschließlich aller seiner Teile ist urheberrechtlich geschützt. Jede Verwertung außerhalb des Urhebergesetzes ist ohne Zustimmung des Verlages unzulässig und strafbar. Das gilt insbesondere für Vervielfältigungen, Übersetzungen, Mikroverfilmungen und die Einspeicherung und Verarbeitung in elektronischen Systemen. Bei der Anwendung in Beratungsgesprächen, im Unterricht und in Kursen ist auf dieses Buch hinzuweisen.

Projektleitung: Franz Leipold
Redaktion: Birgit Kaltenthaler, München
Herstellung: Veronika Preisler
Umschlagkonzeption: ZERO Werbeagentur, München
Gestaltungskonzeption: Dorothee Rosemeier-Griesbeck
Satz und DTP: Gaby Herbrecht
Reproduktion: Repro Ludwig, Zell am See
Druck: Appl, Wemding

Printed in Germany

ISBN 3-426-64174-7

5 4 3 2 1

Bitte besuchen Sie uns im Internet:
www.droemer-knaur.de

Weitere Titel aus den Bereichen Gesundheit, Fitness und Wellness finden Sie im Internet unter www.wohl-fit.de